Dr. Ghada Bouslama

Infecções fúngicas profundas da cavidade oral

Dr. Ghada Bouslama

Infecções fúngicas profundas da cavidade oral

Diagnóstico clínico e tratamento

ScienciaScripts

Imprint
Any brand names and product names mentioned in this book are subject to trademark, brand or patent protection and are trademarks or registered trademarks of their respective holders. The use of brand names, product names, common names, trade names, product descriptions etc. even without a particular marking in this work is in no way to be construed to mean that such names may be regarded as unrestricted in respect of trademark and brand protection legislation and could thus be used by anyone.

Cover image: www.ingimage.com

This book is a translation from the original published under ISBN 978-620-6-72248-9.

Publisher:
Sciencia Scripts
is a trademark of
Dodo Books Indian Ocean Ltd. and OmniScriptum S.R.L publishing group

120 High Road, East Finchley, London, N2 9ED, United Kingdom
Str. Armeneasca 28/1, office 1, Chisinau MD-2012, Republic of Moldova, Europe
Printed at: see last page
ISBN: 978-620-8-19881-7

Conteúdo

Prefácio

A cavidade oral é uma porta de entrada para o corpo humano, oferecendo um ambiente ecológico único e uma variedade de superfícies para colonização, desde superfícies dentárias duras a epitélio queratinizado e não queratinizado que se desprende. Não é surpreendente que a cavidade oral albergue uma microbiota complexa e dinâmica, uma vez que oferece uma série de condições pré-existentes favoráveis ao crescimento e à proliferação do microbioma oral, como o calor, a nutrição e a humidade. Para além da flora bacteriana, colonizam a cavidade oral cerca de 85 espécies de fungos, dos quais a "Candida" é a mais comum e a principal espécie associada às micoses orais. Outros fungos, como o Aspergillus, Cryptococcus, Histoplasma, Mucor Rhizopus, Coccidioides, etc., são também capazes de causar infecções orais. Estes microrganismos vivem num estado saprófito. Uma simples perturbação do equilíbrio oral pode causar infecções comuns ou invasivas difíceis de tratar, daí o termo infecções oportunistas. As micoses superficiais, como a candidíase crónica, estão geralmente associadas a genética oral, dor, ardor, parageusia e dificuldade em comer. Por outro lado, a apresentação clínica das infecções invasivas é variada, difícil de reconhecer e caracteriza-se pela disseminação de agentes patogénicos para zonas profundas dos tecidos, causando uma apresentação clínica agressiva, como ulceração e lise óssea.

A incidência de micoses orais profundas aumentou consideravelmente devido à prevalência crescente de condições imunossupressoras, incluindo a SIDA, doenças neoplásicas, diabetes instável, transplantes de medula óssea, terapia imunossupressora e uso prolongado de corticosteróides.

Devido à sua natureza oportunista, a flora comensal tende a tornar-se patogénica em doentes imunocomprometidos, e a doença fúngica pode ser muito mais resistente e invasiva. O tratamento é mais complexo, exigindo o conhecimento da causa da doença, e pode ser fatal. Dadas as causas variáveis da imunodepressão e a prevalência crescente de co-morbilidades, é essencial ser capaz de detetar, tratar e, de preferência, prevenir as micoses orais na sua forma invasiva.

Em vários capítulos, este livro apresenta as diferentes manifestações clínicas e radiológicas e os métodos de diagnóstico das micoses profundas da região orofacial, permitindo ao médico fazer um diagnóstico mais precoce e mais preciso, a fim de evitar as complicações frequentemente fatais destas infecções em doentes imunocomprometidos, e instituir um tratamento adequado.

Capítulo 1

Caraterísticas das infecções fúngicas profundas

1. Caraterísticas dos convidados

1.1. Imunossupressão

1.1.1. Imunodepressão ligada à patologia geral

► Diabetes não controlada

Aumento crónico dos níveis de glicose no sangue devido a uma diminuição da produção de insulina pelas células B do pâncreas ou a uma utilização ineficaz da insulina pelo organismo (resistência à insulina).

As doenças infecciosas raras, como as micoses invasivas, e as suas comorbilidades associadas, são mais comuns nos doentes diabéticos do que na população em geral, devido aos mecanismos associados que prejudicam a defesa imunitária do hospedeiro. Estes incluem a supressão da produção de citocinas, defeitos na fagocitose, uma resposta imunitária reduzida mediada por linfócitos T, função neutrofílica alterada, inibição da opsonização mediada por imunoglobulinas e a incapacidade de matar micróbios (7).

Uma diabetes mal equilibrada está intimamente ligada a infecções fúngicas, por mucorales, Candida e aspergillus, respetivamente.

Níveis elevados de glicose na célula promovem a adesão e a invasão dos tecidos e reforçam os factores de virulência da Candida, particularmente a atividade enzimática das fosfolipases, esterases e hemolisinas, aumentando a patogenicidade, a suscetibilidade e a resistência da candidíase invasiva.

Dada a fragilidade da barreira de defesa nos diabéticos, a produção destas enzimas é mais intensa, a lesão é mais extensa e a gravidade da invasão da mucosa é suscetível de ser maior (41).

► O vírus da imunodeficiência humana VIH/SIDA

É uma das principais causas de morte nas regiões de recursos limitados, uma vez que ataca o sistema imunitário. Os indivíduos infectados são susceptíveis de contrair doenças hematológicas, patologias cardíacas, perturbações gastrointestinais e infecções graves das vias respiratórias, das estruturas oculares e do sistema nervoso central, agravando assim o estado imunodepressivo do doente. Verificou-se que cinco tumores malignos são largamente virais: linfoma de Burkitt, linfoma imunoblástico, linfoma primário do sistema nervoso central, cancro invasivo do colo do útero e sarcoma de Kaposi.

O tratamento da SIDA está associado a um aumento do número e da função das células CD4+, levando a uma resposta imunitária desregulada aos agentes patogénicos, conhecida como síndrome de reconstituição imunitária inflamatória, observada em 10-32% dos doentes seropositivos. Esta síndrome é frequentemente atribuída a infecções fúngicas oportunistas, por qualquer agente patogénico que possa levar ao desenvolvimento de formas invasivas e resistentes ao tratamento da doença (11). Mais de 90% dos doentes seropositivos desenvolvem candidíase oral em algum momento durante o curso da doença (72). Este é um dos primeiros indicadores de diagnóstico da SIDA, frequentemente na sua forma pseudomembranosa ou eritematosa, como a queilite angular (52).

O problema surge quando são isoladas Candida não-albicans, mais frequentemente Candida tropicalis, C. krusei, C. glabrata e C. parapsilosis: estirpes que são resistentes aos azóis e, por conseguinte, difíceis de tratar. Os doentes seropositivos têm taxas mais elevadas de colonização por C. non-albicans do que os indivíduos saudáveis, devido ao seu estado imunitário comprometido. A candidíase invasiva pode desenvolver-se num seropositivo através da evolução da forma superficial ou devido à abundância de estirpes não-albicans (40).

A aspergilose invasiva é uma infeção rara mas devastadora em doentes com SIDA avançada, com uma taxa de gravidade de 85,7%. A infeção pelo VIH está associada a um mau prognóstico porque a imunossupressão subjacente é progressiva e, na maioria dos casos, irreversível. (37)

► **Doenças hematológicas**

Existem várias que afectam a quantidade e a função das células sanguíneas e, sobretudo, das células imunitárias.

► **Anemia aplástica**

Faz parte do espetro das doenças da medula óssea e das células sanguíneas. Está associada a pancitopenia (redução das três linhas sanguíneas) e medula óssea hipocelular quando se excluem outras doenças como a mielofibrose, a mielodisplasia e a leucemia. (61)

A infeção fúngica invasiva é bastante comum e é a principal causa de morte nestes doentes. A neutropenia prolongada devido à própria doença ou ao seu tratamento (transplante de células estaminais hematopoiéticas e terapêutica imunossupressora) é um dos principais factores de risco para o desenvolvimento de micoses invasivas, frequentemente causadas por espécies de Aspergillus, seguidas de Zygomycetes, Candida spp e Fusarium spp (76).

► **Síndromes mielodisplásicas**

Perturbações clonais das células estaminais da medula óssea, caracterizadas por uma hematopoiese ineficaz que conduz a citopenias sanguíneas. As manifestações clínicas resultantes incluem anemia, hemorragia, infeção e um elevado risco de leucemia. A neutropenia é provavelmente o principal fator predisponente para infecções fúngicas graves, em associação com outras deficiências imunitárias, incluindo a alteração da função dos neutrófilos, deficiências das células B, T e NK e complicações relacionadas com a sobrecarga de ferro devido a transfusões de glóbulos vermelhos (74).

► Cancros do sangue

As leucemias, os mielomas e os linfomas desenvolvem-se frequentemente a partir das várias células sanguíneas. As hemopatias malignas são responsáveis por uma neutropenia grave e prolongada, aumentando a incidência de infecções oportunistas, como as micoses invasivas, com uma elevada taxa de mortalidade. A Candida albicans e o Aspergillus continuam a ser os principais agentes patogénicos identificados. (64)

A leucemia: mieloide ou linfoide, consoante as células de origem, invade a medula óssea com células anormais que se acumulam e interferem posteriormente com a função das células normais (risco de anemia, hemorragia e infeção). A leucemia mieloide é definida como a produção e a acumulação excessiva de um subtipo anormal de glóbulos brancos: o PNN. A leucemia linfocítica desenvolve-se à custa dos linfócitos T ou B (34).

A incidência de micoses invasivas graves está atualmente a aumentar em doentes com leucemia aguda (64). A candidíase invasiva, em particular, ocorre numa fase avançada da leucemia, ameaçando o prognóstico vital do doente (34). Existe um risco elevado de desenvolver aspergilose invasiva na leucemia refractária, com uma taxa de mortalidade mais elevada devido ao estado de neutropenia subjacente ou ao tratamento citotóxico associado (37).

Linfoma: Linfoma de Hodgkin ou não-Hodgkin, consoante a presença ou ausência de células tumorais de Reed-Sternberg. É um cancro do sistema linfático que corresponde a mutações neoplásicas malignas das células estaminais linfóides. Os linfomas caracterizam-se pela proliferação excessiva de linfócitos alterados (geralmente B ou T) em órgãos linfóides como os gânglios linfáticos, o baço e o fígado. Estas células sanguíneas alteradas podem desenvolver-se em todo o corpo, levando a uma alteração generalizada da resposta imunitária do hospedeiro (78).

O mieloma múltiplo desenvolve-se à custa de um tipo particular de glóbulo branco, o plasmócito. A sua principal propriedade é a produção de imunoglobulinas (anticorpos capazes de organizar uma resposta imunitária dirigida contra um antigénio). Um plasmócito tumoral multiplica-se excessivamente, produz grandes quantidades de um único tipo de imunoglobulina, o pico monoclonal, provoca uma desregulação dos plasmócitos sãos, limitando a síntese dos anticorpos normais, e pode mesmo invadir a medula óssea e reduzir a produção de outras células imunitárias -^ redução da eficácia imunitária contra as infecções. A fragilidade óssea resultante da destruição do osso pelos plasmócitos tumorais é um sintoma específico do mieloma múltiplo (22).

1.1.2. Imunodepressão associada ao tratamento em curso

▶ Terapias dirigidas/ Quimioterapia

A quimioterapia baseia-se na utilização de medicamentos que destroem diretamente as células cancerosas e impedem a sua multiplicação. Bloqueia temporariamente a atividade da medula óssea (aplasia medular), conduzindo a uma redução da produção de células sanguíneas e, por conseguinte, a um enfraquecimento do sistema imunitário, de duração variável. A leucopenia dos neutrófilos (neutropenia) ou dos linfócitos (linfopenia) leva a uma redução alarmante das defesas imunitárias, resultando numa maior suscetibilidade a infecções oportunistas. A utilização de terapias biológicas orientadas para o tratamento de hemopatias malignas está atualmente a aumentar.

As deficiências na imunidade inata e mediada por células associadas a quimioterapias citotóxicas, imunoterapias direcionadas e cateteres intravenosos de longa duração, juntamente com a perda de integridade da mucosa relacionada com a quimioterapia, aumentam significativamente o risco de infeção fúngica. As micoses invasivas são uma das principais causas de morbilidade e mortalidade em doentes que recebem terapêutica imunossupressora. As infecções por leveduras, incluindo a candidíase invasiva, as infecções por fungos como a aspergilose, as doenças fúngicas endémicas como a histoplasmose ou a blastomicose e as infecções oportunistas clássicas como a criptococose, são complicações graves associadas aos tratamentos antineoplásicos e têm vindo a aumentar progressivamente nos últimos anos. (38)

A presença de Candida tropicalis em culturas de vigilância das mucosas foi descrita como um mau indicador de micose invasiva subsequente em doentes neutropénicos. Os doentes que recebem quimioterapia mielossupressora em doses elevadas antes do transplante de células estaminais beneficiam atualmente de uma profilaxia antifúngica sistemática (33).

▶ Transplantes de órgãos ou de células estaminais hematopoiéticas

A neutropenia é consecutiva ao condicionamento, devido à intensificação da terapia imunossupressora potente contra a doença do enxerto contra o hospedeiro, rejeição do enxerto e doença por citomegalovírus (62).

O transplante de órgãos sólidos está associado a um risco elevado de infecções fúngicas, principalmente aspergilose, geralmente durante o primeiro ano de transplante (62). A ocorrência de aspergilose e a taxa mais elevada de letalite são observadas, respetivamente, em transplantes de fígado (67,6%), transplantes de rim (62,5%), transplantes de pulmão e transplantes de rim (37). As infecções ocorrem em aproximadamente 5% dos receptores de transplantes pulmonares e são causadas principalmente por Candida e Aspergillus (62).

▶ Os receptores de transplante de células estaminais hematopoiéticas

correm um risco elevado de aspergilose invasiva devido à grande intensidade da imunossupressão. Os factores implicados incluem a receção de produtos de células estaminais depletados de células T ou selecionados, a receção de corticosteróides, neutropenia e linfopenia (62).

▶ **Corticosteróides**

Estes medicamentos são de uso corrente e caracterizam-se pelos seus efeitos imunossupressores e anti-inflamatórios, exercidos através dos receptores de glucocorticóides que se opõem à atividade dos reguladores essenciais da transcrição dos genes pró-inflamatórios dos leucócitos. A imunodeficiência provocada pela corticoterapia resume-se a estes fenómenos:

- Reduzir o número de monócitos e de macrófagos, inibindo a sua mielopoiese e a sua libertação na medula óssea.
- Inibir a função fagocitária durante a terapêutica com glucocorticóides em doses elevadas com um risco imediato de infeção, particularmente em receptores de transplantes de células estaminais hematopoiéticas e em doentes com doenças auto-imunes como o lúpus eritematoso disseminado.
- > Um fator de risco importante no desenvolvimento de aspergilose pulmonar crónica, aspergilose invasiva, queratite fúngica e outras infecções fúngicas invasivas. (36)

Os corticosteróides têm efeitos profundos na distribuição e função dos neutrófilos, monócitos e linfócitos. Além disso, os corticosteróides estimulam diretamente o crescimento do Aspergillus. In vitro, o Aspergillus fumigatus apresenta proteínas de ligação aos esteróis. (62)

Para além do seu efeito imunossupressor, os corticosteróides são responsáveis por perturbar o equilíbrio oral através dos seus efeitos secundários xerostómicos e da alteração da interação entre o microbioma bacteriano e fúngico, criando assim um ambiente favorável à colonização e ao crescimento dos fungos (47).

Boven e Vegter (13) efectuaram uma análise e verificaram que, após um ano de tratamento com corticosteróides, 701 doentes tinham recebido medicação para a candidíase oral, ao passo que, um ano antes da administração, apenas 361 doentes tinham recebido antifúngicos, pelo que um risco acrescido de candidíase oral está associado à corticoterapia. A incidência desta infeção durante três anos nos doentes em tratamento foi de 7,3%. No entanto, uma dose mais elevada aumenta a incidência de candidíase oral, o que reduz a adesão a estes medicamentos. (13)

- **Antibióticos de largo espetro**

Podem também perturbar as comunidades microbianas comensais e afetar a competência imunitária do hospedeiro, aumentando a suscetibilidade à infeção. Várias alterações imunitárias estão associadas à administração de antibióticos de largo espetro, como a redução do número de células CD8+ no cólon. A ausência de estímulos microbianos intestinais levou a uma redução da produção de citocinas pelas células CD4+ e a uma diminuição da percentagem de células T dc memória/efectoras, de células T reguladoras e de células dendríticas activas no intestino do enxerto, no cólon, no baço e nos gânglios linfáticos mesentéricos. Esta imunodeficiência desempenhará, por conseguinte, um papel importante no desenvolvimento de doenças infecciosas oportunistas. (24) Apesar da sua incidência subestimada, as infecções fúngicas invasivas são importantes complicações emergentes de morbilidade e mortalidade tardias, especialmente em doentes hospitalizados. (69)

1.2. Desenvolvimento de resistência a agentes antifúngicos

Em comparação com os antibióticos, os medicamentos antifúngicos são limitados em número e em mecanismo de ação. O tratamento eficaz das infecções fúngicas invasivas baseia-se geralmente em três classes principais de agentes antifúngicos: os azóis, as equinocandinas e os polienos. A utilização generalizada destes fármacos alterou a epidemiologia das infecções, dada a tendência dos fungos para desenvolverem resistências, limitando assim as opções terapêuticas e conduzindo frequentemente ao insucesso do tratamento, especialmente se forem tidos em conta outros factores como as toxicidades ou as interações medicamentosas.

A resistência aos medicamentos está principalmente relacionada com o aumento do número de doentes com risco acrescido de infeção fúngica invasiva devido a procedimentos cirúrgicos complexos ou imunodepressão. A atual emergência de fungos resistentes aos agentes antifúngicos é muito preocupante, razão pela qual é necessário conhecer os principais mecanismos de resistência nas três classes de agentes antifúngicos, bem como as implicações clínicas para o tratamento das infecções fúngicas. (2)

1.2.1. Resistência aos azóis

O fluconazol, o voriconazol e o posaconazol são os mais frequentemente prescritos. Os azóis inibem o crescimento dos fungos actuando sobre a enzima lanosterol 14a-demetilase, que é responsável pela conversão do lanosterol em ergosterol (um componente-chave da membrana citoplasmática dos fungos).

A resistência aos azóis resulta da expressão de bombas de efluxo de fármacos e de mutações no gene ERG11 que conduzem a uma redução da afinidade de ligação aos azóis (o gene ERG11 é normalmente responsável pela biossíntese excessiva de ergosterol, o alvo dos azóis). As espécies de Candida, nomeadamente as não albicans, são capazes de desenvolver resistência aos azóis. A C. glabrata, a C. tropicalis e a C. krusei apresentam frequentemente uma resistência intrínseca ao fluconazol. Para além da matriz extracelular da Candida, a facilidade com que forma um biofilme que alberga microrganismos de elevada densidade actua como uma barreira física à penetração dos azóis.

A resistência do Aspergillus deve-se principalmente às proteínas de transporte ABC que reduzem as concentrações intracelulares de azóis por efluxo e a mutações no gene cyp51A que codifica a lanosterol 14a-demetilase. É igualmente possível uma produção excessiva da enzima, que submerge o antifúngico azol em concentrações terapêuticas. (39)

- Os azóis são amplamente utilizados nos sectores clínico, agrícola e industrial, o que explica a capacidade do Aspergillus para desenvolver resistência aos triazóis medicinais, exigindo a utilização de outras moléculas terapêuticas, como a anfotericina B lipossómica, quando a prevalência de resistência aos azóis é elevada (ou seja, > 10%). (4)

1.2.2. Resistência às equinocandinas

As equinocandinas (micafungina, caspofungina e anidulafungina), utilizadas por via intravenosa, representam uma classe muito importante, nomeadamente no tratamento da candidíase invasiva. As equinocandinas actuam inibindo a síntese de 1,3-e-D-glucano, um componente essencial da parede celular dos fungos. Este mecanismo é diferente do dos antifúngicos azólicos, e é por esta razão que as equinocandinas mantiveram geralmente a sua atividade contra a maioria das espécies de Candida resistentes aos azólicos. No entanto, a C. glabrata é capaz de desenvolver resistência às equinocandinas porque :

- As mutações no gene FKS1 da 1,3-e-D-glucano sintase, a origem mais comum, dão origem a substituições de aminoácidos que reduzem significativamente a afinidade pelas equinocandinas.
- O aumento da produção de quitina em resposta à redução da síntese de glucano está associado a uma menor sensibilidade às equinocandinas (39).

1.2.3. Resistência ao polieno

Os polienos alteram a permeabilidade da membrana celular criando poros, ligando-se ao ergosterol e provocando a fuga de conteúdos intracelulares. A resistência à anfotericina B afecta a síntese de ergosterol através da mutação dos genes ERG. É raro encontrar espécies resistentes à anfotericina B, uma vez que se trata de um agente antifúngico de largo espetro (administrado por via parentérica, na sua forma lipossómica). A anfotericina B continua a ser a pedra angular do tratamento de infecções invasivas das mucosas, bem como uma terapia alternativa para infecções graves por bolores resistentes aos azóis. (39)

2. Factores de virulência nos fungos

Os fungos são eucariotas que assumem a forma de leveduras, bolores ou dimorfos. Os fungos patogénicos primários, uma vez no corpo humano, proliferam quase exclusivamente sob a forma de leveduras, a partir das quais podem facilmente espalhar-se para locais distantes, passando para a corrente sanguínea e para o fluido extracelular (31). Alguns fungos, se inalados em grandes quantidades, raramente causam micoses invasivas em indivíduos imunocompetentes. Se o sistema imunitário estiver comprometido, os agentes comensais tendem a tornar-se patogénicos e os seus factores de virulência são favorecidos, levando a micoses sistémicas que afectam a cavidade oral e vários órgãos e sistemas. (2)

2.1. Adesão celular

Os fungos são capazes de aderir aos tecidos e impedir a sua eliminação por ação ciliar ou membranas viscosas graças a moléculas de adesão como Als, Hwplp, Cshlp... (2)

A C. albicans, por exemplo, é capaz de aderir às células epiteliais orais e formar um biofilme, aumentando a sua patogenicidade graças a várias moléculas de adesão e a múltiplos fenómenos como as forças físicas (interações de van der Waals), a hidrofobicidade e a ligação eletrostática (68).

A. fumigatus caracteriza-se por proteínas hidrofóbicas, como o galactomanano e a quitina, que cobrem os conídios e facilitam a adesão à albumina e ao colagénio (2).

2.2. Dimorfismo

Por outras palavras, a capacidade de passar de uma forma comensal, não patogénica, para uma forma patogénica que causa micoses. As leveduras têm células redondas ou ovóides, que se dividem por fissão binária e produzem uma célula filha distinta e independente. Os bolores são filamentosos e crescem por extensão apical. Produzem hifas ou micélios, que podem ser ramificados mas unidos ao bolor, permitindo-lhe invadir os tecidos. Alguns fungos podem apresentar morfotipos adicionais ou formas transitórias, como as pseudo-hifas em C. albicans (2).

2.3. Termotolerância

Capacidade de crescer a temperaturas elevadas > 37°C. A maioria dos fungos termopatogénicos assemelham-se a bolores à temperatura ambiente e são capazes de evoluir de uma forma para outra a diferentes temperaturas. O A. fumigatus desenvolve-se a temperaturas elevadas, até 55°C. Em C. albicans, a transição de uma forma para outra depende de alterações ambientais ligadas à temperatura e ao pH. (2)

2.4. Presença de uma cápsula

A presença de uma cápsula polissacárida limita o funcionamento do sistema do complemento, bloqueia a circulação de leucócitos na zona infetada e desregula a libertação de citocinas (2).

2.5. Libertação de enzimas e proteínas

Os fungos patogénicos são capazes de libertar enzimas de degradação responsáveis pela destruição dos tecidos e pelo enfraquecimento do sistema imunitário, facilitando assim a propagação da doença. As proteases e fosfolipases encontram-se na maioria dos fungos, tais como C.albicans, Aspergillus fumigatus, Cryptococcus neoformans e Coccidioides. Algumas enzimas são produzidas para neutralizar o oxigénio tóxico libertado pelos neutrófilos e macrófagos.

A produção de melanina inibe a fagocitose mediada por anticorpos. Protege os fungos contra condições severas, tais como temperaturas elevadas e raios UV (2).

2.6. Aquisição de ferro

O ferro é necessário para o desenvolvimento dos fungos, mas no homem está geralmente ligado às proteínas. Por conseguinte, recorrem a três mecanismos de absorção do ferro, como a absorção pela redutase do Fe, a absorção do ferro ferroso e a absorção pelos sideróforos (quelantes de ferro sintetizados pelos fungos). (2)

Capítulo 2

Candidíase oral invasiva

1. Epidemiologia

A candidíase oral é uma infeção oportunista frequentemente superficial que pode ocorrer em doentes imunocompetentes ou imunodeprimidos. A sua forma invasiva é rara e está mais relacionada com a imunodepressão (12). A candidíase invasiva é a mais comum das micoses invasivas. Inclui infecções da corrente sanguínea por Candida (candidemia) e infecções dos tecidos profundos. A candidíase dos tecidos profundos resulta quer da disseminação hematogénica quer da inoculação direta de espécies de Candida. É uma infeção localmente destrutiva, associada a elevadas taxas de morbilidade e mortalidade de até 40%, e pode levar a uma infeção sistémica (32).

De acordo com estimativas conservadoras (32), a candidíase invasiva afecta mais de 250.000 pessoas em todo o mundo todos os anos e é responsável por 50.000 mortes. [eme]A candidíase é a 4 infeção sanguínea mais comum. O diagnóstico de candidíase invasiva deve ser efectuado em doentes que apresentem neutropenia e febre inexplicada que não respondam a antibióticos. (32)

A quebra da barreira mucocutânea nos imunocomprometidos torna-se uma porta de entrada para a Candida e, após um episódio de fungemia, a Candida pode localizar-se em qualquer tecido profundo (5).

A patogénese é complexa e influenciada pela colonização, alteração das barreiras físicas e respostas fagocíticas - facilitando a transformação em oportunismo que introduz importantes factores de virulência na origem da infeção. Num indivíduo imunocomprometido, a candidíase superficial pode facilmente evoluir para uma forma invasiva grave, acumulando-se em órgãos vitais e causando candidíase disseminada (12).

A candidíase invasiva manifesta-se sob a forma de candidemia, infecções disseminadas, osteomielite, infeção mucocutânea e rinossinusite. A sua apresentação clínica pode ser inespecífica, o que dificulta o diagnóstico e atrasa o tratamento, pondo em risco a sobrevivência do doente. Na ausência de um diagnóstico rápido e exato, deve ser instituído um tratamento empírico (42).

2. Etiopatogenia

A Candida faz parte da microflora oral normal, como uma população comensal e não patológica. Cerca de 30-60% dos adultos e 45-65% dos bebés são portadores de espécies de Candida nas suas cavidades orais. (72)

A Candida albicans é o **tipo** mais isolado em mais de 80% das lesões.

Embora a C. albicans seja o agente patogénico dominante, as espécies não albicans são cada vez mais encontradas no diagnóstico da candidíase invasiva (42). Estas incluem :

Candida dublieniesis: morfológica e genotipicamente semelhante à C. albicans, frequentemente identificada em doentes infectados pelo VIH. Forma hifas verdadeiras e é menos sensível ao fluconazol.

A Candida glabrata caracteriza-se pelo seu rápido crescimento e resistência ao fluconazol, conduzindo a infecções profundas do sangue e das mucosas mais graves e difíceis de tratar.

Candida krusei: comum em pessoas com VIH ou doenças hematológicas devido à utilização generalizada da profilaxia com fluconazol.

Candida tropicalis: segrega níveis moderados de proteinases e adere fortemente às células epiteliais. É a espécie não-albicans mais virulenta, com maior resistência aos agentes antifúngicos habitualmente utilizados. É geralmente isolada da pele e da cavidade oral e é responsável por infecções resofágicas em doentes que sofrem de doenças sistémicas.

Candida parapsilosis: principalmente em recém-nascidos gravemente doentes e em doentes internados em unidades de cuidados intensivos, devido à sua capacidade de aderir a dispositivos médicos e à sua tendência para colonizar a pele (19).

O aumento da frequência da candidíase em indivíduos imunocomprometidos está ligado a uma série de factores de virulência da Candida spp, tais como a capacidade de aderir eficazmente às células epiteliais e endoteliais, a alteração fenotípica, a transição levedura-hifa, a capacidade de formação de biofilme, a hidrofobicidade e a atividade enzimática. As espécies de Candida segregam enzimas extracelulares que desempenham um papel importante na patogénese, invasão, destruição dos tecidos e aparecimento de sinais clínicos. As fosfolipases e as esterases são responsáveis pela invasão dos tecidos e as hemolisinas pela lise das células sanguíneas (41).

As espécies de Candida diferem consideravelmente em termos de virulência. A C. albicans, a C. tropicalis e a C. glabrata são mais virulentas do que a C. krusei e a C. parapsilosis, que são, respetivamente, muito raras (32).

A Candida é caracterizada pela resistência ao fluconazol e, por vezes, às equinocandinas, quer intrínseca, como no caso da resistência ao fluconazol em C. krusei, quer adquirida em resultado de uma utilização elevada do agente antifúngico (44).

3. Factores sistémicos que agravam a candidíase oral

A candidíase invasiva é um processo progressivo que evolui em várias fases, desde a colonização até à infeção invasiva. Num doente imunocompetente, a pele e as membranas mucosas saudáveis defendem-se eficazmente contra a infeção. A expansão progressiva da colonização, a imunodepressão e a quebra das barreiras mucocutâneas secundárias a terapias invasivas ou a um processo patológico proporcionam o terreno fértil para as infecções por Candida, que são verdadeiras infecções oportunistas. Para além dos factores de risco locais, como o uso de próteses dentárias mal ajustadas, o tabagismo e o consumo de álcool, o trauma local causado pela extração dentária ou outra cirurgia e a hipossalivação, devem ser tidos em conta outros factores gerais mais importantes. (72)

De um modo geral, a candidíase invasiva é uma infeção secundária a qualquer estado de imunodepressão, principalmente em doentes com os mecanismos de defesa gravemente comprometidos. Entre estes incluem-se o VIH/SIDA, a utilização de esteróides ou de antibióticos de largo espetro, tumores malignos, quimioterapia, transplante de órgãos, transplante de medula óssea, consumidores de drogas intravenosas, falência de múltiplos órgãos, diabetes mal equilibrada, desnutrição, idade extrema (recém-nascidos e idosos), hiperalimentação parental, etc. (5)

Para além dos factores predisponentes inicialmente descritos, acrescentamos :

▶ **Deficiências alimentares**

O papel da deficiência de ferro no desenvolvimento da candidíase oral foi demonstrado através de, pelo menos, quatro mecanismos que tornam a mucosa oral mais suscetível à infeção:

- Risco de anomalias epiteliais, como hiperqueratose e atrofia, devido a alterações na cinética das células da mucosa que se dividem rapidamente e que, por sua vez, resultam de alterações nos sistemas enzimáticos dependentes do ferro.
- Depressão da imunidade mediada por células, tanto in vivo como in vitro.
- Defeitos na fagocitose.
- Produção inadequada de anticorpos.

Assim, as carências de vitaminas A, B1, B2, C, ácido fólico, magnésio e zinco estão geralmente implicadas na ocorrência de candidíase. (68)

▶ **Outros factores**

A sua capacidade de se multiplicar em várias soluções de nutrição parentérica pode desencadear candidíase. As soluções lipídicas favorecem a germinação e a formação de biofilmes. Do mesmo modo, concentrações séricas elevadas de glucose favorecem a formação de biofilmes e a patogenicidade.

Os doentes em estado crítico, por exemplo os doentes com insuficiência renal, correm o risco de candidíase invasiva devido à disfunção imunitária e à terapia de substituição renal através de um cateter vascular. Os doentes que sofrem de sépsis ou choque sético têm vários factores que favorecem a infeção, tais como estratégias terapêuticas invasivas (dispositivos médicos implantados, cirurgia de controlo da fonte), disfunção da barreira intestinal e imunossupressão induzida pela sépsis (73).

4. Formas e manifestações clínicas e radiológicas

A candidíase superficial, nas suas formas pseudomembranosa, eritematosa, hiperplásica, queilite angular, estomatite dentária e glossite romboide mediana, é facilmente diagnosticada e tratada através da eliminação da etiologia local responsável pela perturbação do equilíbrio oral. No entanto, as formas invasivas de candidíase são definidas como localmente agressivas ou disseminadas, exigindo métodos de diagnóstico e terapêuticos especiais. Em doentes imunocomprometidos, observa-se uma variedade de manifestações clínicas, desde a destruição da mucosa (ulcerações, placas necróticas) até à destruição óssea e disseminação.

4.1. Candidíase osteomielite

É uma manifestação bastante rara de candidíase invasiva. Trata-se de um estado inflamatório do osso e da medula óssea resultante de uma infeção crónica e progressiva que se inicia na cavidade medular, envolve rapidamente o sistema haversiano e se espalha para o perióste o da região. Os ossos mais frequentemente afectados são a coluna vertebral, o fémur, as costelas, o esterno e o úmero. A osteomielite por candidíase é muito rara na região maxilofacial. A elevada vascularização, a natureza porosa e as corticais finas da maxila, em comparação com a mandíbula, tornam-na um local menos favorável à infeção. A mandíbula é o osso mais frequentemente afetado na região da cabeça e do pescoço.

A osteomielite é, na maioria das vezes, de origem bacteriana. A osteomielite fúngica é muito menos comum e muito mais debilitante. A osteomielite por Candida pode levar a uma destruição óssea significativa e a uma elevada morbilidade, particularmente quando o seu diagnóstico e tratamento são atrasados devido ao facto de a Candida spp não ser reconhecida como um potencial agente patogénico para o osso. (30)

A disseminação hematogénea é o mecanismo de infeção mais comum, seguido da inoculação direta e da infeção por contiguidade. Os sintomas são, na maioria dos casos, localizados, de início insidioso e de evolução sulbugue a crónica, com uma resposta inflamatória moderada ou mínima, pelo que o sintoma mais comum é a dor local. (26)

Este processo inflamatório leva à compressão dos vasos sanguíneos, resultando em necrose óssea. A agressividade da infeção pode ser devastadora, como no caso da mucormicose, em que pode afetar o processo alveolar maxilar, bem como o osso basal, parte do osso nasal no decurso da evolução aignosa e as paredes do seio por contiguidade. Uma ulceração necrosante no palato duro evolui subsequentemente para uma perfuração progressiva com regurgitação nasal de alimentos e halitose (30). O osso exposto é castanho, de cor amarelada escura. O vestíbulo bucal está parcialmente obliterado por tecido mole borrachoso difuso (6). Em fases avançadas, podem surgir novos sinais, tais como crostas amareladas à volta, corrimento nauseabundo e uma grande perfuração septal que leva à deformidade do nariz em sela (30). O envolvimento do seio maxilar com queixa de sinusite é uma caraterística específica da doença. (75)

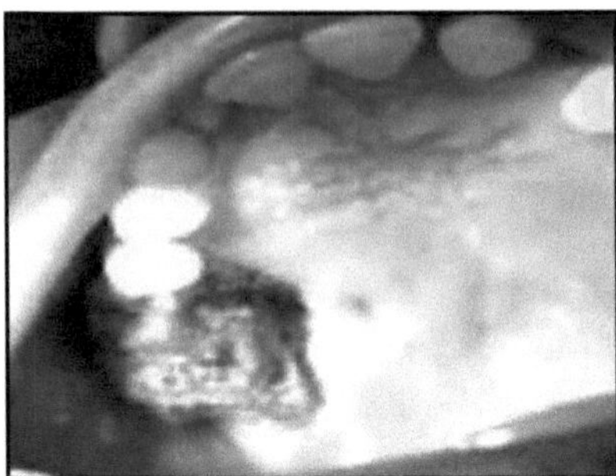

Figura 1: Vista intra-oral de osso necrótico exposto após infeção por Candida (65)

A radiografia panorâmica e a tomodensitometria revelam a rutura das corticais ósseas, a destruição lítica irregular dos processos alveolares e das paredes nasais e/ou sinusais... com uma impressão de sequestro. As caraterísticas radiológicas da osteólise são mais evidentes em pacientes jovens, particularmente em lesões mandibulares. (65)

4.2. Candidíase invasiva rinossinusite

Trata-se de uma infeção potencialmente fatal, frequentemente associada a uma resposta alterada dos neutrófilos. A candidíase nasossinusal invasiva é tão rara quanto não foi amplamente descrita. É atualmente descoberta como uma sequela da infeção por COVID-19. As estirpes mais comuns são C. parapsilosis, C. albicans, C. tropicalis e, por vezes, infecções mistas.

Clinicamente, a candidíase nasossinusal invasiva apresenta-se como uma sinusite complicada, com sintomas atípicos que incluem envolvimento nasal (crostas, obstrução nasal, dor facial), envolvimento orbital (ptose, quemose, proptose, "deme, oftalmoplegia), envolvimento neurológico e extensão intracraniana.

Dos 475 casos de rinossinusite fúngica, 18 apresentavam infeção por cândida envolvendo o nariz e os seios paranasais, dois tinham envolvimento orbital sem perda de visão, 3 tinham extensão intracraniana e 1 tinha envolvimento pulmonar. A mandíbula foi envolvida em apenas um paciente, enquanto a maxila e o palato foram envolvidos em cinco pacientes (8). A infeção nasal isolada é extremamente rara. Está geralmente associada a osteomielite maxilar primária. (30)

A tomografia computadorizada sem contraste dos seios paranasais é geralmente o primeiro exame de escolha, enquanto a ressonância magnética é utilizada se houver suspeita de extensão extra-sinusal para os tecidos moles. (8)

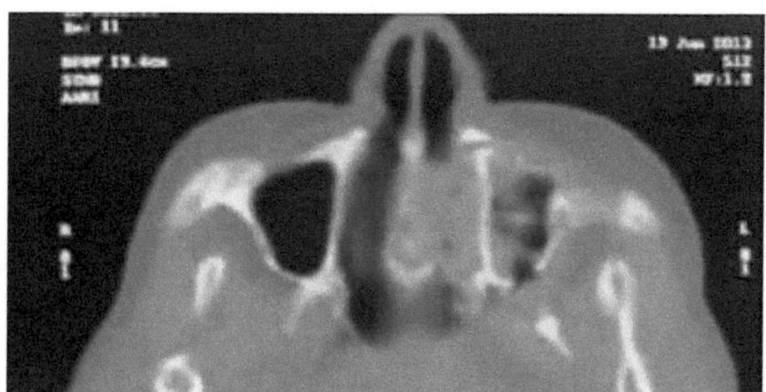

Figura 2: Secção axial de TC mostrando lise óssea no lado maxilar esquerdo, preenchimento do seio e invasão da cavidade nasal (65).

4.3. Candidíase mucocutânea profunda

[er](Esta é a forma identificada no nosso 1 caso clínico). A candidíase cutâneo-mucosa profunda primária é uma forma rara de candidíase invasiva em que a cândida está presente em estruturas cutâneas profundas mas ainda não se disseminou. Caracteriza-se por uma variedade de morfologias, desde pápulas ou placas papulopustulosas até placas necróticas, o que permite distinguir entre candidíase superficial e profunda. A forma invasiva apresenta-se geralmente sob a forma de pápulas necróticas acneiformes disseminadas associadas a mialgias e febre. A apresentação clínica é mais sugestiva de mucormicose e difere do aspeto das infecções superficiais (manchas brancas). O diagnóstico diferencial inclui infeção fúngica invasiva, dermatose neutrofílica, leucemia, linfoma ou melanoma (16).

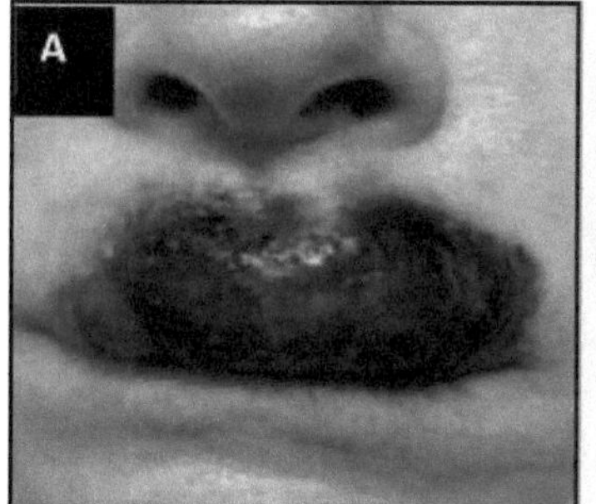

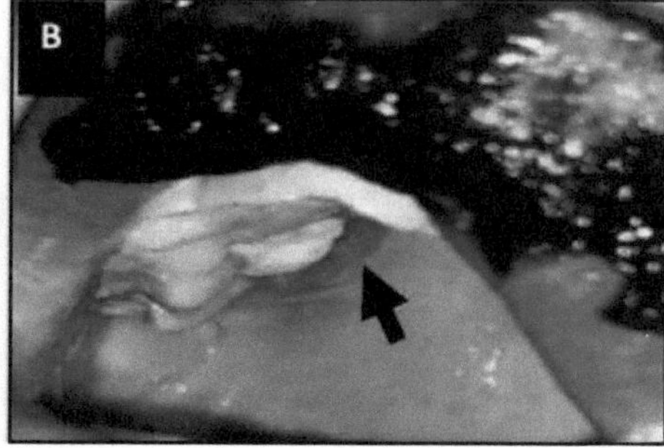

Figura 3. Apresentação clínica da candidíase mucocutânea profunda da levedura superior (16)

A e B: placa ulcerosa purpúrica que afecta a levedura superior.

B: placa ulcerada, angular, com bordo violáceo ao nível do palato duro do lado direito e ulceração labial superior que sangra espontaneamente.

4.4. A candidatura

A infeção fúngica hematogénica mais comum, uma vez que as Candida são habitantes comensais da orofaringe e do trato gastrointestinal. Para além dos factores de risco para a candidíase invasiva inicialmente citados, a candidemia está fortemente associada a estados imunodepressivos complicados, tais como doentes em unidades de cuidados intensivos, hemodiálise, múltiplas transfusões de sangue, ventilação mecânica prolongada, cirurgia gastrointestinal e pancreatite (23).

A candidíase orofaríngea é a infeção superficial mais comum e recorrente em doentes com SIDA ou submetidos a quimioterapia, podendo evoluir para candidíase resofágica ou resofagite por Candida (46).

Em doentes em estado crítico, foi demonstrada uma possível correlação entre a pré-existência de candidíase orofaríngea ou resofágica e o desenvolvimento de candidemia. Pelo contrário, a candidíase orofaríngea/resofágica é consideravelmente mais frequente em doentes imunocomprometidos com candidemia prévia (23).

5. Ferramentas de diagnóstico

Embora a candidíase superficial seja facilmente reconhecida pelos seus aspectos clínicos, as manifestações da candidíase profunda podem ser confundidas com o agrupamento de outras micoses invasivas e neoplasias. As caraterísticas histológicas da candidíase são comuns a todas as infecções fúngicas: infiltração micótica dos vasos sanguíneos, vasculite com trombose, enfarte, hemorragia e infiltração neutrofílica linear. Uma vez que não existem sinais clínicos específicos, os médicos baseiam-se em técnicas microbiológicas para confirmar o diagnóstico, identificar as espécies de Candida envolvidas e controlar a doença, a fim de evitar que a infeção se propague.

As biopsias são sempre necessárias para excluir displasia epitelial ou transformação maligna. A combinação das diferentes opções de diagnóstico permite um diagnóstico mais precoce e mais sensível.

5.1. Exame histopatológico

Para que as hifas de candidíase sejam adequadamente visualizadas, os tecidos da biopsia devem ser corados com corantes específicos, como o ácido periódico de Schiff (PAS), a hematoxilina-eosina (H&E) ou a prata metenamina de Grocott-Gomori (GMS). (68)

A histopatologia mostra hifas pseudoseptadas em aglomerados com células de levedura em brotamento em áreas focais. (6)

O exame microscópico direto dos tecidos da biopsia, após a adição de algumas gotas de KOH, pode também dar uma ideia da natureza da infeção (candidíase), mas não da espécie de Candida envolvida. É inconclusivo, daí a necessidade de uma cultura para ajudar a escolher o tratamento antifúngico correto.

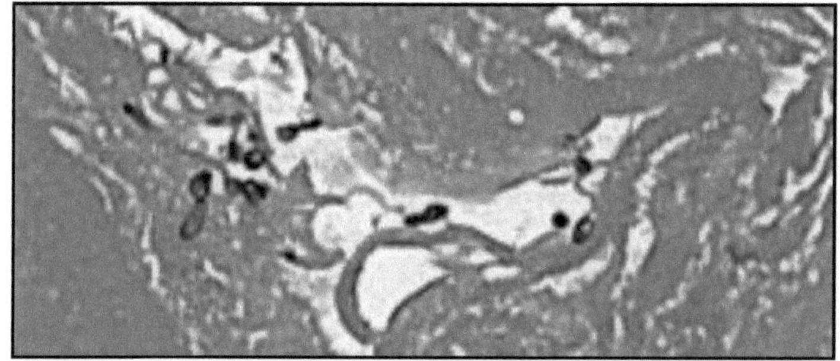

Figura 4: Coloração PAS mostrando leveduras em brotamento com pseudo-hifas sugestivas de espécies de Candida (16)

5.2. Cultivo

Trata-se de uma etapa essencial do diagnóstico, que permite detetar a espécie ou espécies envolvidas, com vista a selecionar o agente antifúngico adequado e evitar a resistência ao tratamento e, consequentemente, a recorrência da infeção. As placas de cultura são utilizadas para a observação macroscópica da Candida, com a adição de cloranfenicol 0,05 g/l ou gentamicina 0,5 g/l para inibir o crescimento bacteriano. O meio de cultura utilizado é frequentemente Sabouraud dextrose gelose, que permite o crescimento seletivo dos fungos. Após incubação (24-48 horas), observam-se colónias cotonosas esbranquiçadas (15).

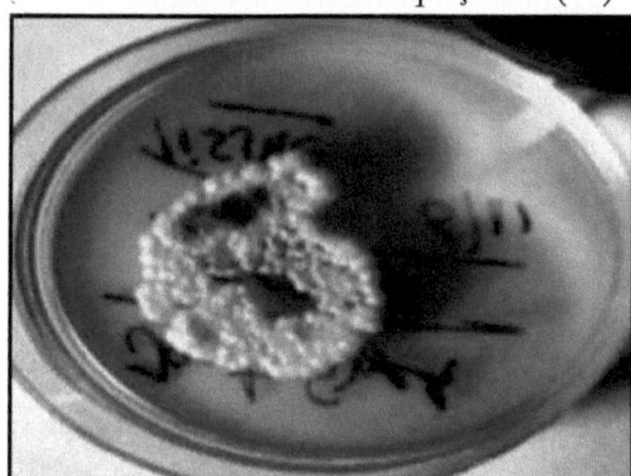

Figura 5. Placa de cultura mostrando o crescimento de Candida albicans (6)

5.3. Técnicas genéticas

O teste PCR (SeptiFast e T2Candida Panel multiplex) (32) corresponde a técnicas de hibridação e amplificação de ácidos nucleicos. A utilização de testes baseados na reação em cadeia da polimerase é eficaz para a deteção de Candida, permitindo a identificação do agente patogénico sem necessidade de culturas, poupando tempo e oferecendo uma elevada sensibilidade e especificidade. Estes testes continuam a ser dispendiosos (15). O teste PCR tem uma sensibilidade de 89% para a candidíase profunda.

5.4. Técnicas imunológicas: deteção de antigénios e anticorpos

São utilizados em condições clínicas complicadas quando é difícil obter amostras profundas ou quando há longos intervalos de espera entre culturas (15). Os mananos, os antimananos e o ʙ-d-glucano são os principais marcadores de candidíase.

O ʙ-D-glucano é um constituinte da parede celular dos fungos. A sensibilidade do teste para Candida (Fungitec G) é geralmente elevada (76,7-100%).

A deteção de mananos e antimananos (Candida Detect™) também é útil para estabelecer o diagnóstico. (44)

6. Gestão terapêutica

O tratamento da candidíase invasiva baseia-se em três princípios fundamentais:

- Correção dos factores predisponentes e acompanhamento das doenças subjacentes.
- A utilização dos medicamentos antifúngicos mais adequados.
- Desbridamento cirúrgico do tecido necrótico.

6.1. Tratamento com medicamentos antifúngicos

O tratamento antifúngico pode ser tópico ou sistémico. Os antifúngicos sistémicos são prescritos em casos de imunodepressão flagrante, para tratar uma infeção disseminada e/ou invasiva, dada a sua destruição tecidular significativa. (50) A nistatina limita-se ao tratamento da candidíase superficial.

O fluconazol (Diflucan) 400 mg (6 mg/kg) por dia continua a ser o tratamento inicial padrão para a candidíase profunda e a candidemia. Os outros triazóis têm um espetro de atividade mais amplo, mas indicações de tratamento mais limitadas. A duração do tratamento deve ser adaptada ao estado imunitário, à gravidade da infeção e à resposta clínica. A dosagem de fluconazol e itraconazol (Sporanox) deve ser ajustada em caso de insuficiência renal. A dosagem de voriconazol (Vfend) deve ser ajustada na presença de insuficiência hepática.

-> Os níveis séricos elevados estão frequentemente associados à utilização de doses elevadas ou a interações medicamentosas, pelo que a função hepática deve ser avaliada no início do tratamento, todos os meses, nos primeiros três meses e depois periodicamente.

O tratamento inicial deve ser seguido de um tratamento antifúngico prolongado com fluconazol durante 6 a 12 meses (58).

A anfotericina B lipossómica (3 a 5 mg/kg/dia) torna-se o tratamento de escolha em casos de intolerância aos azóis, de infeção refractária ou de microrganismo virulento (C.krusei ++). É o tratamento de primeira linha nos casos de envolvimento ósseo (osteomielite e rinossinusite invasiva). (45)

As equinocandinas IV são preferidas quando é detectada uma espécie resistente ao fluconazol ou quando é isolada C. glabrata. (44)

Profilaxia antifúngica :

São utilizadas outras opções de tratamento (profilático, preventivo e empírico), uma vez que a mortalidade é elevada em doentes de alto risco, para evitar a ocorrência de micose invasiva. O fluconazol é administrado por rotina e, recentemente, as equinocandinas (45).

6.2. Tratamento cirúrgico

O tratamento antifúngico e a cirurgia atempada (desbridamento, curetagem, sequestrectomia) conduzem a uma resolução bem sucedida da doença. É necessário um acompanhamento clínico, radiológico e laboratorial regular durante 2 anos ou mais para evitar a recorrência da infeção. (75)

Capítulo 3

Mucormicose orofacial

1. Epidemiologia

A mucormicose, zigomicose ou fitomicose, é uma infeção fúngica invasiva, oportunista, rara mas altamente agressiva. A doença é inofensiva em indivíduos saudáveis, mas fatal em doentes imunocomprometidos, sendo a cetoacidose diabética e a neutropenia condições predisponentes comuns. Esta infeção tem uma afinidade notável pelas artérias. É uma infeção potencialmente fatal com elevada morbilidade e mortalidade. O fungo altera frequentemente a lâmina elástica interna do meio dos vasos sanguíneos, danificando o endotélio e levando à trombose e, consequentemente, à necrose tecidular generalizada dos tecidos orais e maxilofaciais. (35)

Na boca, a mucormicose é a segunda infeção fúngica mais comum nos seres humanos, a seguir à candidíase. Embora a mucormicose tenha sido registada em todo o mundo, é mais comum em países tropicais e subtropicais. A prevalência da mucormicose é mais elevada na Índia (14 casos/100 000 habitantes), enquanto varia entre 0,01 e 0,2 casos por 100 000 habitantes na Europa e nos Estados Unidos. A mucormicose é classificada em cinco tipos, de acordo com o local e a incidência de aparecimento, sendo a forma rino-órbito-cerebral (34%) a mais difundida, seguida das formas cutânea (22%), pulmonar (20%) e disseminada (13%), gastrointestinal (8%) e noutros locais invulgares (3%), incluindo os rins, o ouvido médio, a glândula parótida, o curo, o útero, a bexiga, os gânglios linfáticos cervicais e a cavidade oral.

A prevalência anual da mucormicose é de cerca de 910 000 casos em todo o mundo. Se excluirmos os dados da Índia, registam-se apenas 10 000 casos por ano em todo o mundo. (35)

2. Etiopatologia: Micro-organismos envolvidos

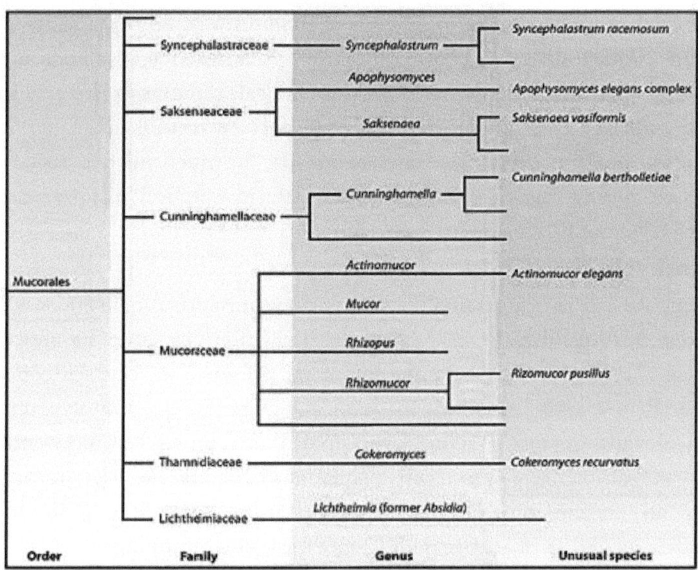

Figura 6. Diversidade de espécies de mucorales (28)

A mucormicose é causada principalmente pela família Mucoraceae, ordem Mucorales. As espécies Mucor e Rhizopus são os principais agentes causadores. Estes microrganismos são filamentosos, ferrófilos, saprófitos e ubíquos na natureza, geralmente presentes no solo, nos excrementos de animais, nos detritos agrícolas ou noutras matérias orgânicas. Desenvolvem-se rapidamente num ambiente húmido, propagam-se sob a forma de propágulos transportados pelo ar e são transmitidos por três vias diferentes, nomeadamente a inalação, a ingestão e a inoculação direta numa ferida aberta. Esta infeção é angioinvasiva, uma vez que os mucorales se caracterizam pela sua grande afinidade com as artérias. A cetona redutase, uma enzima segregada pelos mucorales, favorece o seu desenvolvimento em meios hiperglicémicos e ácidos (acidocetose diabética +++). Os sideróforos dos mucorales aumentam a absorção do ferro, elemento necessário ao seu crescimento e à sua difusão, favorecendo assim a invasão dos tecidos. (71)

3. Local da doença e fisiopatologia

A mucormicose oral faz parte da forma rino-órbito-cerebral, que é a mais difundida, representando cerca de 1/3-1/2 de todos os casos, dos quais cerca de 90% são afectados por "Rhizopus". Os maxilares e os quatro pares de seios (frontal, esfenoidal, etmoidal e maxilar) formam um nicho ideal, onde o habitat estável de temperatura e humidade constantes permite o crescimento destes fungos. A mucormicose começa frequentemente no nariz e nos seios paranasais ou no palato e espalha-se rapidamente para as cavidades aéreas e estruturas intracranianas adjacentes devido à diversidade de comunicações na base do crânio.

Na fase inicial, a mucormicose maxilofacial manifesta-se como sinusite maxilar e osteomielite, simulando dor ou dor de dentes. A apresentação clínica inclui uma potencial drenagem precoce do seio, pressão sinusal, tumefação dos tecidos moles e pode ser cada vez mais progressiva e difusa para os tecidos adjacentes devido à sua natureza angioinvasiva. Na fase avançada, a mucormicose pode levar à trombose da artéria carótida interna com enfarte cerebral e progredir para a disseminação hematogénica da infeção. (35)

4. Factores de risco

A mucormicose afecta principalmente os imunodeprimidos (95,45%).

A diabetes desequilibrada é o fator de risco predominante na mucormicose maxilofacial (71%) e o risco é muito maior na presença de cetoacidose diabética subjacente. Esta é uma complicação grave da diabetes, que envolve uma acidez sanguínea elevada devido à acumulação tóxica de corpos cetónicos no sangue. Favorece um ambiente ácido com níveis aumentados de iões férricos livres favoráveis ao crescimento dos fungos. A acidose impede a quimiotaxia dos polinucleares e reduz a capacidade fagocítica dos granulócitos, afectando a capacidade imunitária do hospedeiro. A elevada incidência de mucormicose nos diabéticos está também relacionada com a produção de cetorredutase, que permite que os corpos cetónicos sejam utilizados e sobrevivam num ambiente ácido (35).

A diabetes é o fator de risco mais comum na região do Médio Oriente e do Norte de África, seguida da utilização de corticosteróides, transplantes de órgãos sólidos, doenças malignas hematológicas e neutropenia prolongada. No entanto, na Europa, as doenças hematológicas são a doença subjacente mais comum (50%), seguidas da diabetes (23%) e do traumatismo (18%). Esta diferença deve-se a outros factores regionais que influenciam a patogénese da mucormicose, tais como as condições meteorológicas (humidade, climas tropicais e subtropicais e temperaturas elevadas). O crescimento dos mucorales e a concentração de partículas transportadas pelo ar dependem das alterações sazonais de temperatura e humidade. No Médio Oriente, as concentrações de esporos no ar são mais elevadas no outono do que no verão, levando a um aumento da incidência de mucormicose (18).

No entanto, a mucormicose pode afetar indivíduos saudáveis devido ao papel dos factores de risco locais na patogénese desta doença. Por exemplo, o trauma cirúrgico oral pode danificar a vascularização local, proporcionando um ponto de entrada para os micróbios. Apenas 5,68% (5/88) dos pacientes em bom estado geral desenvolvem mucormicose secundária à extração dentária. A deficiência imunitária continua a ser o principal fator predisponente, criando um ambiente rico em ferro, pH baixo, hiperglicemia e hiperosmolaridade, que favorecem o crescimento de fungos (35).

Co-infeção Covid-19-mucormicose: a associação mucormicose-covid-19 está a tornar-se uma questão preocupante, dado o aumento súbito de casos de mucormicose/fungo negro em todo o mundo durante a pandemia. Nos casos graves de COVID-19, são detectadas várias sequelas que provocam imunodepressão e um ambiente favorável ao crescimento e ao desenvolvimento dos fungos, aumentando assim a suscetibilidade à mucormicose: ^As lesões endoteliais, o pH baixo, a hiperglicemia e os níveis elevados de ferro associados à COVID favorecem a angioinvasão e a adesão dos mucorales.

A queda dramática no número total de células T, incluindo os grupos CD4+ e CD8+ em casos graves de covid-19.

As tempestades de citocinas causadas pelo aumento dos marcadores inflamatórios aumentam os níveis de ferritina e reduzem a exportação de ferro ^ A sobrecarga de ferro nas células causa danos nos tecidos e tecido necrótico -> morte celular e libertação de ferro na circulação.

O efeito diabetogénico da COVID-19: capacidade de exacerbar a diabetes pré-existente e de precipitar a acidocetose diabética, factores de risco fundamentais para a mucormicose.

A corticoterapia é a base do tratamento atual para a COVID-19 grave. Para além do seu efeito hiperglicémico, a sua utilização crescente elimina a capacidade fagocitária dos glóbulos brancos, predispondo os doentes a infecções fúngicas. Outros medicamentos, como os imunomoduladores (tocilizumab), podem aumentar a suscetibilidade à co-infeção por mucormicose.

Foi também registada a co-infeção com um terceiro microrganismo, principalmente aspergilose. Entre as doenças sistémicas associadas aos doentes co-infectados, a diabetes é a mais comum. A hipertensão está também presente em 34,3% dos doentes. (63)

5. Aspectos clínicos

5.1. Sinais extra-orais

Os primeiros sintomas da mucormicose rinocerebral incluem normalmente dores de cabeça, febre, letargia, dores nos seios nasais, sinusite, dores na boca e/ou na face, congestão, corrimento nasal com sangue, sintomas nos ouvidos, hiposmia ou anosmia.

Se se propagar à órbita e/ou à região periorbitária, provoca celulite pré-septal e orbitária, demência periorbitária, proptose, quemose (demência conjuntival), oftalmoplegia (limitação dos movimentos do globo ocular) e perturbação ou perda de visão. O envolvimento do olho contralateral sugere invasão do seio cavernoso e trombose (20).

5.2. Sinais intra-orais

Os seios paranasais, cheios de ar e revestidos de mucosa, favorecem a invasão da cavidade oral, o que se traduz por secreção purulenta, halitose, aumento da gengiva no colo dos dentes, mobilidade dentária súbita, erosões do osso alveolar, ulcerações necróticas dolorosas e necrose do palato duro. As lesões sugestivas são inicialmente vermelhas, depois violáceas e, por fim, negras, quando os tecidos em causa sofrem necrose devido à trombose dos vasos sanguíneos. A exposição de um osso negro desnudado é sugestiva de mucormicose, por vezes com a presença de uma fístula palatina. As escaras necróticas são um sinal de progressão rápida da infeção. (20)

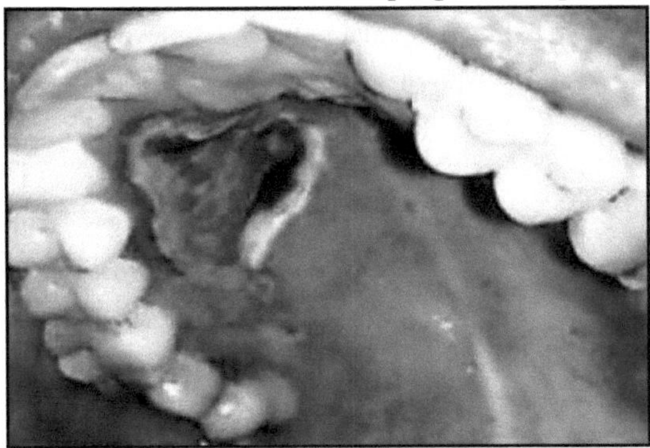

Figura 7. Aspeto clínico da mucormicose: ulceração da mucosa e necrose óssea (49)

6. Diagnóstico radiológico

A tomografia computorizada (TC) pré-operatória oferece a melhor visualização da extensão da doença, graças aos cortes axiais e coronais e à injeção de meio de contraste. A mucormicose maxilofacial manifesta-se geralmente como sinusite maxilar ou envolvimento de múltiplos seios, que é frequentemente unilateral, mas que pode rapidamente tornar-se bilateral. A TAC mostra espessamento da mucosa sinusal ou preenchimento total dos seios nasais, com confinamento da cavidade nasal média e destruição dos tecidos periorbitários e das margens ósseas.

A embolização das artérias maxilares, faciais ou oftálmicas resulta em áreas necróticas maciças. A angiografia por TC pode ser considerada uma modalidade de imagiologia necessária para a mucormicose. Embora a TC dos seios nasais seja a modalidade de imagem preferida, a evolução clínica da mucormicose precede normalmente os seus sinais radiológicos. (35)

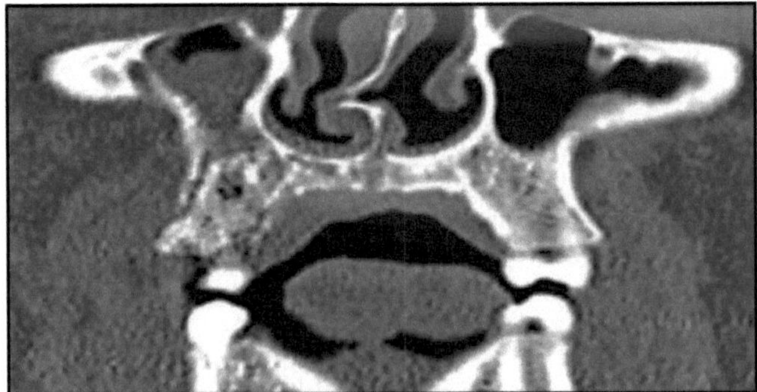

Figura 8. TAC (corte frontal): lise óssea e invasão do seio maxilar e da cavidade nasal do lado direito (20).

A ressonância magnética (RM) é mais sensível do que a TC para explorar o envolvimento dos tecidos moles. É útil para identificar extensões extra-orais (orbitais, sinusais, intradurais, intracranianas, etc.), trombose do seio cavernoso, trombose da porção cavernosa da artéria carótida interna e disseminação perineural utilizando a RM com contraste (56).

7. Ferramentas de diagnóstico

O diagnóstico da mucormicose continua a ser um desafio formidável para os clínicos maxilofaciais, dada a sua raridade e a dificuldade de obter amostras de tecidos profundos. Um diagnóstico precoce, preciso e rápido é essencial para identificar o agente patogénico, o seu perfil de suscetibilidade antifúngica e para estabelecer um plano de tratamento eficaz. É necessária uma biopsia dos tecidos.

7.1. Métodos convencionais

► Exame microscópico direto

O exame direto com a adição de hidróxido de potássio (KOH), a utilização de fluorocromos ou de corantes de prata (GMS) pode aumentar a sensibilidade em casos de baixa densidade fúngica (27).

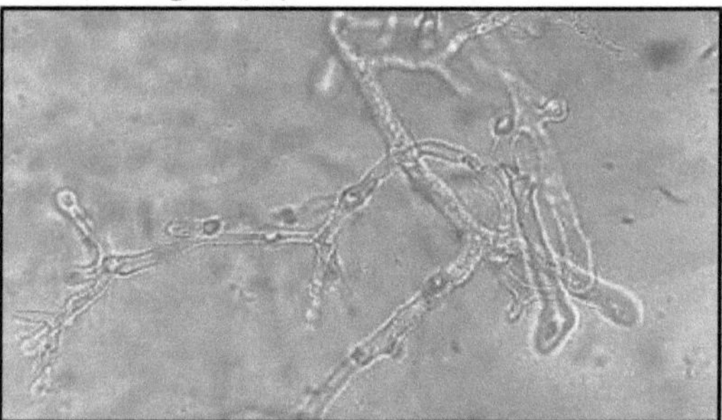

Figura 9. Exame microscópico direto mostrando hifas fúngicas grandes, esparsamente septadas, sugestivas de mucormicose (70).

► Exame micológico

Os mucorales desenvolvem-se em 3 a 5 dias a 25-30°C na maioria dos meios de cultura, como a gelose de Sabouraud. (18)

► Diagnóstico histológico

Este é o padrão de ouro para o diagnóstico da mucormicose. A coloração com hematoxilina e eosina (H&E), metenamina-prata de Grocott-Gomori (GMS) ou ácido periódico de Schiff (PAS) revela hifas carateristicamente grandes (5-20 pm ou mais), de paredes finas, com fitas, de forma irregular, não septadas e com ramificações num ângulo amplo (aproximadamente 90°).

A histopatologia também indica uma resposta inflamatória predominantemente neutrofílica com grandes enfartes e angioinvasão. (35)

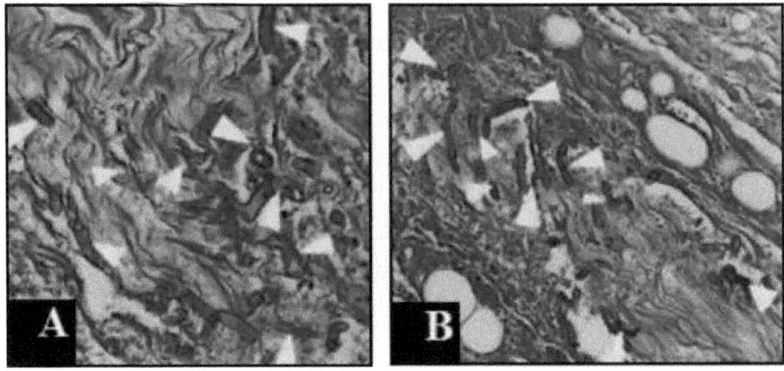

Figura 10: Exame histopatológico da mucormicose
A e B: Tecido sinusal (ampliação de 400X, PAS): hifas não septadas, grandes e ramificadas (35)

7.2. Ferramentas de diagnóstico utilizadas mais recentemente

Uma vez que as suas paredes celulares não contêm galactomanano ou uma quantidade significativa de 1,3-b-D-glucano (BDG), nem o teste de BDG nem o teste de galactomanano são utilizados para detetar mucorales. (35)

Os métodos de deteção baseados no ADN envolvem a amplificação da informação genómica através da reação de polimerização em cadeia. Caracterizam-se pela utilização de iniciadores específicos para as mucosas. (18) ► **Perspectivas futuras**

São necessários desenvolvimentos e melhorias técnicas no domínio do diagnóstico, como a utilização de um anticorpo monoclonal (2DA6) que reage fortemente com o fucomanano do Mucor.

Um teste de fluxo lateral permite a deteção rápida e exacta de Rhizopus delemar, Lichtheimia corymbifera, Mucor circinelloides e Cunninghamella bertholletiae.

Outra abordagem de diagnóstico é a avaliação das células T CD154+, que são consideradas novos biomarcadores, uma vez que são mais numerosas em doentes com mucormicose (18).

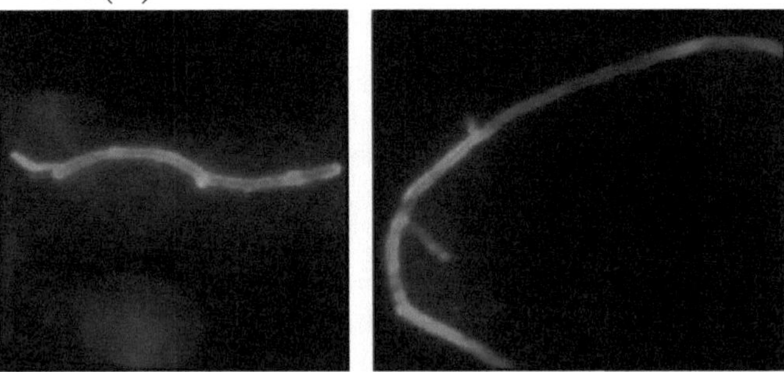

Figura 11. Ângulos de ramificação de mucorales corados com fluorescência. (35)

8. Tratamento

As chaves para uma terapia bem sucedida incluem a suspeita do diagnóstico com o reconhecimento precoce dos sinais clínicos e radiológicos, a correção das condições médicas subjacentes e uma intervenção médica e cirúrgica agressiva. A administração oral profiláctica de posaconazol pode ser utilizada em doentes neutropénicos ou em doentes com doença do enxerto contra o hospedeiro (35).

8.1. Desbridamento cirúrgico

O desbridamento radical com margens livres de infeção é efectuado o mais rapidamente possível para aumentar as hipóteses de recuperação e sobrevivência do doente e para limitar a propagação fulminante da infeção às estruturas adjacentes.

As margens cirúrgicas podem ser identificadas em tempo real utilizando um agente fluorescente no tecido infetado para evitar a ressecção desnecessária de tecido saudável em áreas craniofaciais.

Por vezes, é necessária a ressecção total da arcada maxilar ou a remoção completa dos seios paranasais infectados, juntamente com um desbridamento agressivo do espaço retro-orbitário (tecido adiposo) para evitar que a infeção necrótica se espalhe para o leito.

O desbridamento completo, incluindo o desbridamento endoscópico e a excisão do tecido infetado, aumenta as taxas de sobrevivência. O acompanhamento regular após a operação é essencial para detetar precocemente novas necroses, que devem ser tratadas através de desbridamentos repetidos.

O defeito resultante do desbridamento é muitas vezes extenso, necessitando de cirurgia reconstrutiva posterior com retalho pediculado em vez de retalho livre, dada a afinidade dos fungos pelos vasos sanguíneos e a má circulação sanguínea dos retalhos livres. Deve ser efectuada uma prótese obturadora da comunicação bucosinusal (35).

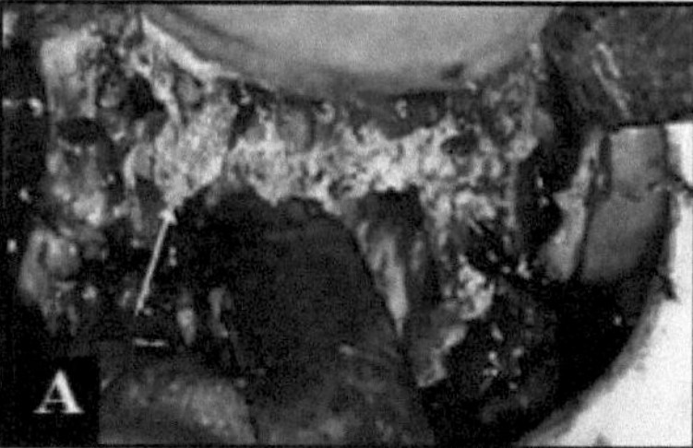

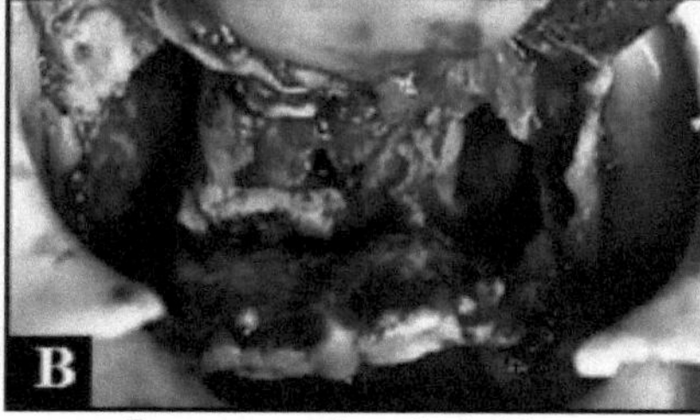

Figura 12. A: necrose do osso maxilar num cureter. B: aspeto após o desbridamento cirúrgico alargado (70)

8.2. Tratamento antifúngico

O início precoce da terapia antifúngica aos primeiros sinais de mucormicose pode reduzir a taxa de mortalidade até certo ponto.

A anfotericina B (AMB), quer convencional quer lipossómica, é provavelmente o

tratamento básico a aplicar com sucesso. O desoxicolato de AMB na dose máxima tolerável (1,0-1,5 mg/kg/d) administrado por via intravenosa tem sido amplamente utilizado. A sua utilização é limitada por efeitos secundários frequentes, principalmente nefrotoxicidade limitante da dose. A maioria dos efeitos secundários negativos pode ser evitada através da utilização de preparações lipídicas de anfotericina B (LAMB). A AMB lipossómica (5-10 mg/kg/d) tornou-se o medicamento empírico de eleição contra as espécies de Mucor. (35)
Esta formulação à base de lípidos aumenta o tempo de circulação e modifica a biodistribuição do AMB associado. Os fármacos complexos com veículos lipídicos permanecem no sistema vascular durante mais tempo. Podem localizar-se em concentrações mais elevadas nos tecidos infectados (que têm maior permeabilidade capilar às formas lipídicas do que os tecidos saudáveis). No local infetado, o fármaco é libertado pela ação das lipases das células inflamatórias circundantes. O AMB lipossómico é menos nefrotóxico do que a forma convencional. No entanto, existem preocupações quanto à sua hepatotoxicidade dependente da dose (56).
[eme]**O posaconazol** (800 mg/d divididos em 4 doses) é o medicamento de eleição para a mucormicose, com efeitos secundários mínimos. (35)
[eme]**O isavuconazol** (200 mg 3 vezes por dia durante 2 dias e 200 mg por dia depois disso) é o tratamento antifúngico de 3 intenções. Pode ser administrado por via oral ou intravenosa. É menos hepatotóxico do que outros azóis e é mais bem tolerado do que a anfotericina B lipossómica. É frequentemente utilizada como terapêutica oral complementar após o tratamento inicial com AMB. (20) O tratamento sistémico com anfotericina B lipossómica em dose elevada é fortemente recomendado, enquanto o isavuconazol intravenoso e o posaconazol intravenoso são recomendados com força moderada. Apesar da sua nefrotoxicidade, o desoxicolato de AMB é por vezes a única opção terapêutica possível. (35)

8.3. Oxigenoterapia hiperbárica

Complemento eficaz da abordagem terapêutica atual que consiste na exposição ao oxigénio a 100% durante 90 minutos a 2 horas a uma pressão de 2 a 2,5 atm, uma ou duas exposições por dia num total de 40 tratamentos. Para além do seu efeito fungicida, reduz a acidose e favorece a neovascularização e a posterior cicatrização em tecidos acidóticos e hipóxicos pouco irrigados mas viáveis. (56)
Mesmo após um tratamento médico e cirúrgico agressivo e adequado, o prognóstico da mucormicose continua a ser mau, com uma taxa de mortalidade que varia entre 25% e 80%, dependendo da extensão da doença, dos factores de risco subjacentes e da rapidez do tratamento. (43). Por conseguinte, o diagnóstico precoce por um médico otorrinolaringologista ou dentista melhora significativamente o prognóstico.

Capítulo 4

Aspergilose

1. Epidemiologia

A aspergilose é uma infeção fúngica rara, invasiva em indivíduos imunocomprometidos, causada pela espécie Aspergillus. Trata-se de um fungo filamentoso e apenas algumas estirpes são patogénicas para os seres humanos. A aspergilose é uma infeção comum do trato respiratório, incluindo os seios paranasais e a cavidade oral, com a possibilidade de complicações potencialmente fatais. (17)

As infecções não invasivas residem na sinusite alérgica e no aspergiloma, provocando a destruição da mucosa sinusal e a atrofia óssea.

A aspergilose invasiva dos seios paranasais divide-se em doença invasiva limitada (crónica ou indolente) ou fulminante (aguda), com um curso rápido que progride para a destruição dos seios paranasais, cavidade nasal, cavidade oral e estruturas adjacentes, como a órbita e o cérebro, em poucos dias.

A aspergilose nasossinusal é raramente registada em doentes imunocompetentes. Continua a ser uma infeção oportunista invasiva que se propaga através das camadas de tecido. (48)

A aspergilose oral é bastante rara e aparece normalmente no palato ou na língua como uma lesão necrótica dolorosa. Uma vez que o Aspergillus tenha inoculado o epitélio oral, as suas hifas podem penetrar nos tecidos libertando toxinas e podem também disseminar-se hematogenicamente, causando trombose e hemorragia secundárias que levam à necrose dos tecidos e a uma rápida infeção sistémica. (17)

2. Etiopatologia

As infecções por Aspergillus tornaram-se cada vez mais importantes nos últimos anos, devido à diversidade e à dificuldade de identificar com precisão as espécies. O Aspergillus está omnipresente na natureza, sob a forma saprófita no ar, na água, no solo, nos nutrientes e na matéria orgânica em decomposição. Há muito que é explorado como fonte biotecnológica para a produção de produtos farmacêuticos, ingredientes alimentares e enzimas, e para a fermentação de soja, arroz, cereais e batatas. O Aspergillus fumigatus é o principal agente patogénico, seguido do Aspergillus flavus.

A secção Fumigati de Aspergillus inclui 63 espécies. Estas são espécies tolerantes ao calor, uma vez que são capazes de crescer a temperaturas elevadas até 50°C. Para além da secção Fumigati, uma grande variedade de secções são clinicamente relevantes, incluindo as secções Flavi, Nidulantes, Nigri, Terrei e Usti, ricas em espécies (4).

Os muitos factores de virulência presentes no Aspergillus incluem :

- A parede celular, com as suas propriedades estruturais dinâmicas e o seu papel protetor contra as agressões externas.

- A sua plasticidade na aquisição e no metabolismo dos nutrientes no caso de fornecimento insuficiente de nutrientes, necessários para o crescimento dos fungos.
- A sua capacidade de sobreviver e de se desenvolver em condições de baixo oxigénio.
- A capacidade do epitélio respiratório para escapar à depuração fúngica: a primeira linha de defesa contra os conídios inalados (4).
- A produção de micotoxinas potencialmente nocivas para o ser humano

A. Flavus é o principal complexo secretor de aflatoxinas (29).

- A capacidade de causar co-infeção com vírus, incluindo o

citomegalovírus, o vírus da gripe, o que leva a complicações no tratamento dos doentes afectados. (4)

3. Factores predisponentes

O aumento da incidência de aspergilose invasiva está fortemente associado a neutropenia grave e/ou prolongada. O perfil dos doentes em risco de aspergilose invasiva continua a aumentar, devido, respetivamente, às hemopatias malignas e à utilização de tratamentos citotóxicos intensivos e agressivos (no tratamento de tumores malignos e de transplantes de células estaminais hematopoiéticas ou de órgãos sólidos). Apesar dos progressos alcançados nos tratamentos actuais, a aspergilose invasiva continua a ser uma infeção oportunista devastadora em doentes imunocomprometidos, com uma taxa de mortalidade global de 58%. (37)

4. Manifestações clínicas caraterísticas e patogénese

4.1. Patogénese

O trato respiratório é o local primário mais comum de infeção invasiva devido à inalação de conídios, mas qualquer órgão pode ser afetado como parte de uma infeção primária ou após disseminação. A infeção por Aspergillus é invasiva em indivíduos imunocomprometidos, causando uma destruição desastrosa das mucosas e dos ossos devido à sua rápida progressão através da angioinvasão. As hifas fúngicas invadem as artérias e formam tromboses, reduzindo o fornecimento de sangue e causando necrose dos tecidos duros e moles. Na ausência de tratamento, são possíveis extensões intracranianas e intraorbitárias, pondo em risco o prognóstico vital. O envolvimento intracraniano após invasão dos seios frontais, do seio cavernoso, da artéria carótida ou da fossa craniana anterior ou média através da artéria cerebral é geralmente fatal e reduz a sobrevivência, com uma taxa de mortalidade de 40-80%. (21)

As lesões orais são mais raras e podem ocorrer por progressão da infeção a partir do seio maxilar, infeção primária da mucosa, inoculação direta após cirurgia ou disseminação hematogénea da doença a partir de outro local, frequentemente o pulmão. (54)

4.2. Sinais exobucais

O doente sofre de dor de cabeça, dor, febre, inchaço facial no lado infetado, congestão nasal e rinorreia purulenta. A aspergilose nasossinusal é geralmente acompanhada pela destruição das estruturas circundantes. Pode estender-se à órbita e à abóbada craniana, ao longo da base do crânio e dos grandes vasos. Os sintomas da extensão orbital incluem proptose, quemose, oftalmoplegia e perda parcial ou total da visão. (48)

4.3. Sinais intra-orais

A infeção afecta o palato duro, o palato mole, o osso alveolar, as fendas ósseas e a parte posterior da língua. O palato é frequentemente perfurado, levando a uma comunicação buco-sinusal ou buco-nasal (59).

O exame intra-oral revela geralmente **osteomielite aspergilar.** (54) A osteomielite fúngica é mais frequentemente causada por uma infeção por Candida. A osteomielite por Aspergillus é mais rara (25).

Trata-se de uma forma debilitante e grave de aspergilose. Pode causar uma destruição extensa dos tecidos moles e do osso da cavidade oral. Pode estar associada a uma fístula ou a um tumor difuso no lado infetado, para além de perda de dentes e mobilidade.

A aspergilose oral apresenta duas fases clinicopatológicas. A fase inicial envolve áreas isoladas de violência gengival, que podem evoluir para ulcerações necróticas acinzentadas. Em geral, a base da ulceração apresenta invasão vascular que pode levar, na fase tardia, à exposição de osso necrótico e sequestro ósseo móvel, que pode ser atribuído ao enfarte vascular trombótico e à destruição direta dos tecidos (25).

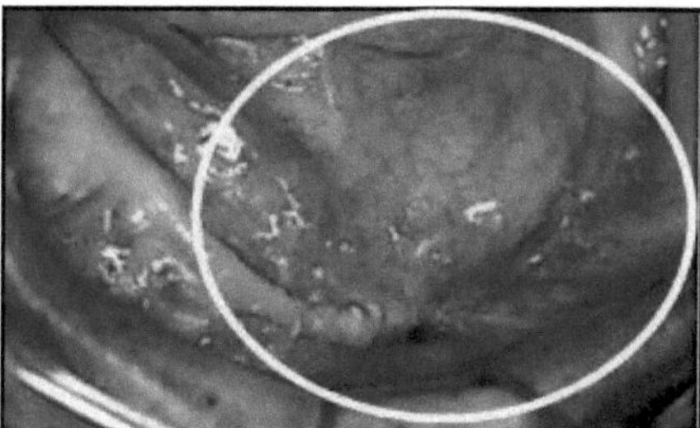

Figura 13. Aspeto clínico da aspergilose oral: fístula e ulceração da mucosa esquerda (25)

5. Sinais radiológicos de aspergilose

A radiografia panorâmica é um exame de despistagem do preenchimento dos seios nasais e da destruição óssea.

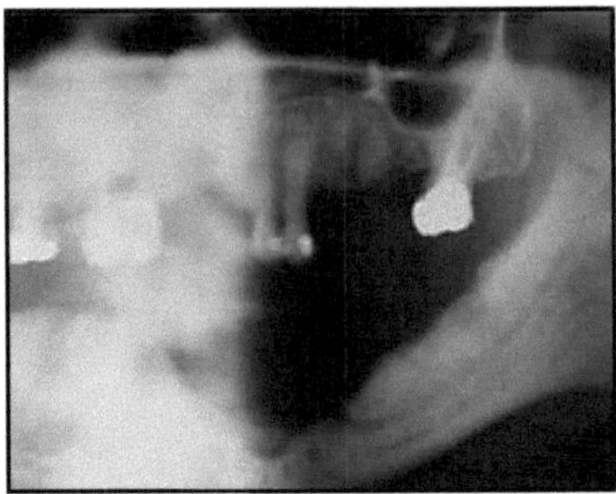

Figura 14. Radiografia panorâmica de osteomielite mandibular por Aspergillus mostrando reabsorção óssea marginal com margens mal definidas. (25)

A TAC e a RMN são utilizadas para estudar a extensão da infeção nas estruturas adjacentes e para avaliar a gravidade da infeção. As imagens em corte transversal permitem um estudo tridimensional dos limites da destruição óssea e do preenchimento das cavidades aéreas (cavidade nasal, seio maxilar, seio frontal, etc.). Observam-se opacificação e elementos hiperdensos no seio maxilar infetado. A invasão de tecidos moles, a invasão vascular e o envolvimento são melhor apreciados na RM. Um aumento da intensidade do sinal da RM ponderada em T2 indica a presença de um processo infecioso. Os sinais radiológicos são normalmente descobertos numa fase tardia da evolução clínica (48).

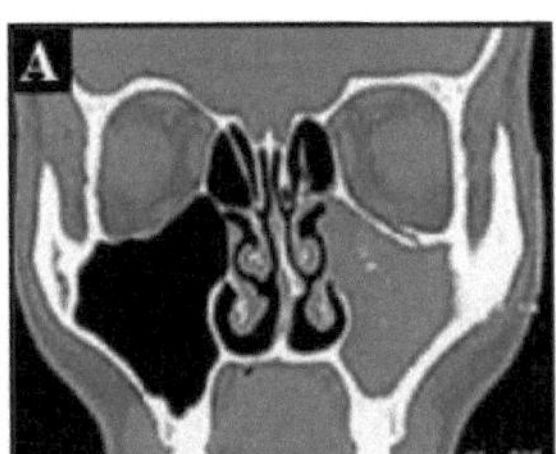

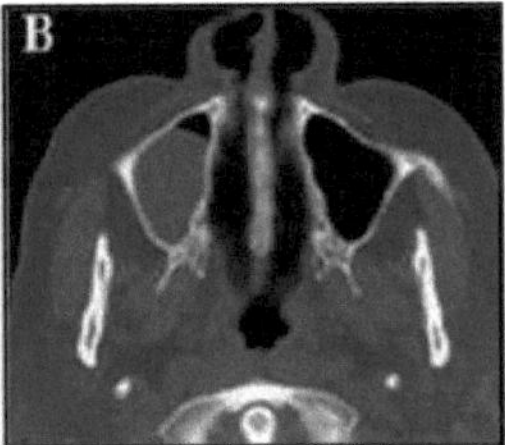

Figura 15. A: secção frontal mostrando o preenchimento do seio maxilar, lise óssea e infiltração da cavidade nasal e da órbita do lado esquerdo (66)
B: secção axial mostrando o preenchimento do seio maxilar direito

Os resultados clínico-radiológicos podem induzir em erro, uma vez que as lesões são localmente destrutivas, mimetizando uma neoplasia e outras micoses invasivas, razão pela qual são necessários testes laboratoriais para efetuar um diagnóstico definitivo.

6. Ferramentas de diagnóstico

A suspeita pode surgir em casos de rinossinusite purulenta que não responde a antibióticos e com base em caraterísticas radiológicas. Deve suspeitar-se de aspergilose em doentes com sinusite refractária ou recorrente.

6.1. Métodos convencionais

A demonstração de filamentos fúngicos de Aspergillus em amostras de tecido de biopsia é um passo importante para o diagnóstico. O diagnóstico tardio de qualquer infeção invasiva está associado a uma elevada taxa de mortalidade.

6.1.1. Exame microscópico direto

A coloração com KOH do tecido sinusal relevante revelou hifas septadas com ramificação dicotómica. Este diagnóstico foi confirmado pelo exame histopatológico dos tecidos. (66)

6.1.2. Cultivo

As culturas em gelose de dextrose de Sabouraud são utilizadas para isolar a espécie de Aspergillus e testar a sua sensibilidade aos agentes antifúngicos, especialmente no caso de infeção recorrente. As culturas são efectuadas a 30 a 37°C durante 4 a 5 dias, mas é aconselhável prolongar a cultura até 7 dias, especialmente se o doente já estiver a fazer terapêutica antifúngica. No entanto, a sensibilidade da cultura é moderada e o tempo de resposta é longo (67).

6.1.3. Exame histopatológico

Este é o teste de diagnóstico mais fiável, mas pode atrasar o início do tratamento. O exame histopatológico com colorações específicas, incluindo PAS, GMS e coloração com hematoxilina e eosina, mostra hifas fúngicas abundantes, estreitas, septadas e típicas de Aspergillus com ramificação dicotómica. Enquanto as hifas da mucormicose são grandes e não septadas com ramificação em ângulo aberto, as hifas do Aspergillus são septadas com ramificação a 45°. A inflamação granulomatosa não caseosa, os eosinófilos e as células gigantes também estão presentes. O poder invasivo dos fungos torna-se mais letal quando as hifas penetram nos vasos sanguíneos e formam trombos (48).

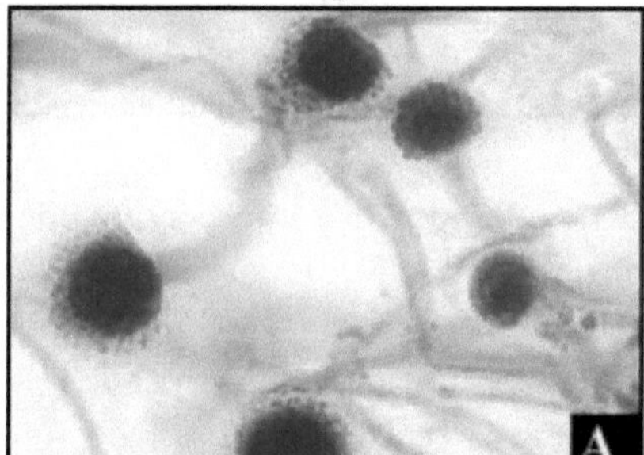

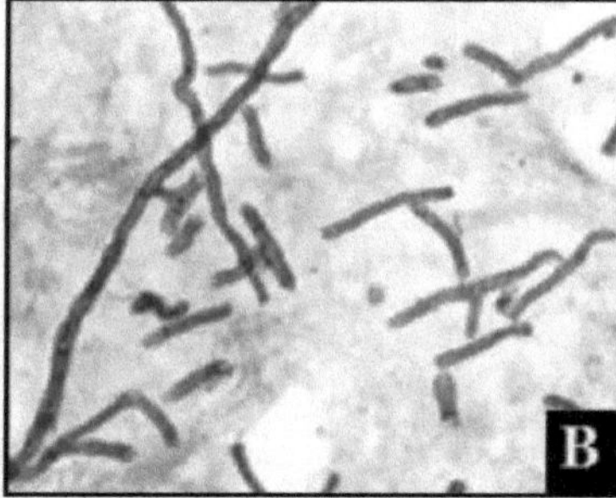

Figura 16. A: Coloração com azul de lactofenol: hifas septadas e coniodóforo alargado na extremidade formando uma vesícula tumefeita (48) B: Coloração com GMS mostrando hifas de Aspergillus estreitas e ramificadas a 45° (25)

6.2. Métodos modernos

A pesquisa de antigénios e anticorpos fúngicos parece ser eficaz.

6.2.1. Deteção de galactomanano (GM)

O galactomanano encontra-se na maioria das espécies de fungos, exceto mucorales e Cryptococcus. Trata-se de um polissacárido da parede celular libertado durante a invasão dos tecidos. Um ensaio imunoenzimático de sanduíche duplo utiliza o anticorpo monoclonal EB-A2 para detetar o galactomanano, com uma sensibilidade de 81%. Um novo teste, Lateral Flow Device (LFD) ou tecnologia de fluxo lateral específica para aspergillus, utiliza o anticorpo monoclonal JF5 para detetar o antigénio manoproteico extracelular segregado exclusivamente durante o crescimento ativo do aspergillus (4).

6.2.2. Deteção de (1,3)-Beta-D-glucano

Marcador fúngico para muitos fungos, nomeadamente aspergillus (4)

6.2.3. Deteção de ADN por PCR

Os testes moleculares são opções alternativas para o diagnóstico da aspergilose e parecem ser promissores, embora haja uma falta de normalização e uma grande variação no desempenho do diagnóstico (51).

7. Métodos terapêuticos

Uma combinação de desbridamento cirúrgico e terapia antifúngica.

7.1. Tratamento antifúngico

O Aspergillus não é sensível ao fluconazol, pelo que este último é ineficaz.

[er]**O voriconazol** (6 mg/kg IV 2 vezes num dia, seguido de 4 mg/kg IV 2*/d) é o fármaco de eleição contra a aspergilose devido à sua maior tolerância e eficácia. No entanto, a administração de voriconazol não está isenta de efeitos adversos. O tratamento intravenoso prolongado pode causar perturbações visuais reversíveis, aumentar as enzimas hepáticas, alterar a função renal por acumulação de fluoretos ou desencadear um carcinoma epidermoide cutâneo em indivíduos de pele clara. Por conseguinte, a concentração de enzimas hepáticas deve ser verificada antes e durante o tratamento (de 2 em 2 ou de 4 em 4 semanas), a exposição solar deve ser evitada durante o tratamento e deve ser evitada em caso de insuficiência renal significativa.

[eme]**O AMB lipossomal (5 mg/kg/dia IV)** é utilizado em 2 intenções ou contra a aspergilose refractária, embora o AMB convencional (0,5-1,0 mg/kg) seja utilizado como tratamento de resgate.

O isavuconazol e o posaconazol são eficazes no tratamento da aspergilose, com menor toxicidade hepática e menos interações medicamentosas do que o voriconazol.

As equinocandinas estão indicadas como parte de uma terapêutica combinada para a aspergilose refractária ou resistente aos azóis.

A duração óptima do tratamento antifúngico depende da extensão da doença, da resposta ao tratamento e da gravidade da imunossupressão. Varia de 4 semanas a 12 semanas ou mais (67).

Profilaxia antifúngica: (Itraconazol 400 mg/d ou Voriconazol 200 mg*2/d por VO) (9). [eme]A profilaxia antifúngica demonstrou ser eficaz contra o aspergillus e faz parte dos cuidados padrão em doentes de alto risco com neutropenia prolongada e grave, a fim de evitar a recorrência da doença (como foi o caso no nosso relato de 3 casos). (77)

7.2. Tratamento cirúrgico

Esta abordagem complementar ao tratamento antifúngico também melhora a resposta ao tratamento médico. A remoção precoce e completa do tecido necrótico infetado impede a propagação da infeção, reduzindo assim a morbilidade e a mortalidade. São utilizadas várias técnicas cirúrgicas, como o procedimento de Caldwell-Luc e a cirurgia endoscópica.

A translocação facial consiste em remover temporariamente a unidade óssea facial, reimplantando-a e fixando-a após a ressecção das lesões -> uma abordagem benéfica no caso de lesões sinusais ou orbitais extensas, melhorando o acesso ao local infetado e evitando danos nas estruturas vitais circundantes.

Ocasionalmente, a ressecção cirúrgica da mandíbula é necessária, resultando em defeitos extensos que representam um desafio para o cirurgião, que deve substituir não só os dentes avulsionados, mas também a perda tecidual, visando restabelecer a função, a estética e a qualidade de vida, e evitando problemas psicossociais para o paciente. (21)

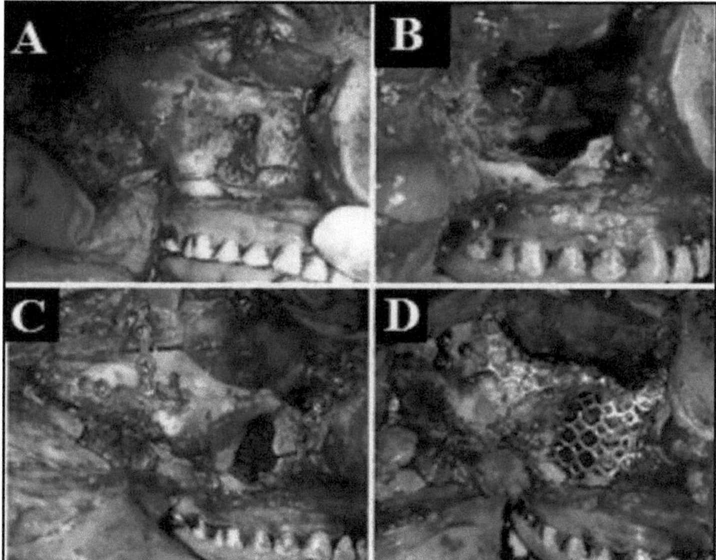

Figura 17. Técnica de translocação facial: (21) A: Remoção temporária do retalho ósseo órbito-zigomático-maxilar para facilitar o acesso.

B: Desbridamento da massa fúngica com preservação do nervo ótico
C e D: Retalho ósseo reposicionado e reconstrução do pavimento orbital e da parede do seio

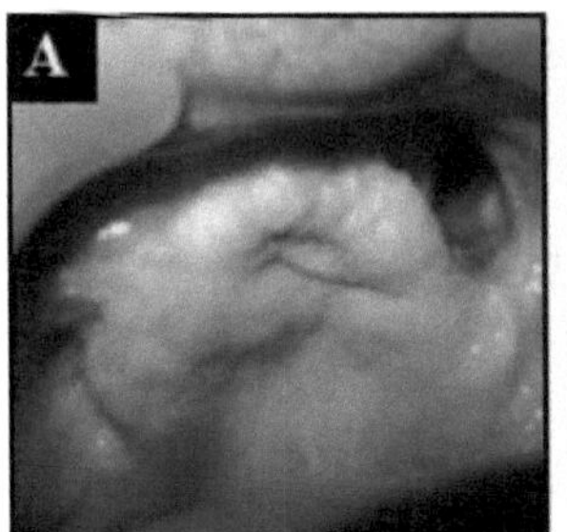
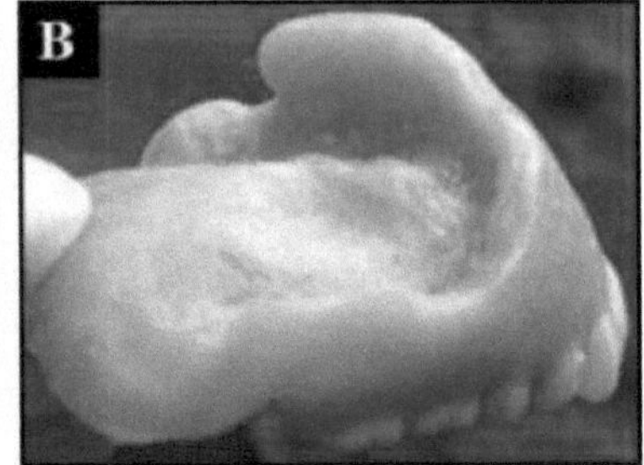

Figura 18. A: formação de uma comunicação bucosinusal pós-operatória

B: Reabilitação protética com uma prótese obturadora completa (59)

8. Prognóstico

Dependendo fortemente da gravidade da imunodepressão e da qualidade do tratamento empregue, o diagnóstico precoce combinado com um tratamento agressivo iniciado o mais cedo possível pode melhorar o prognóstico da doença. É necessário um acompanhamento clínico, radiológico e laboratorial regular durante pelo menos 6 meses (9).

9. Diagnóstico diferencial

Inclui mucormicose, neoplasias, sífilis, tuberculose oral, sarcoidose, granulomatose de Wegener e sinusite fúngica alérgica (54).

10. Co-infeção aspergilose mucormicose

Existem infecções fúngicas mistas concomitantes, mas são raras. São invasivas e estão associadas a uma elevada taxa de mortalidade. Para além da imunodepressão sistémica, a covid-19 está fortemente ligada ao aumento da incidência de co-infeção, uma vez que é responsável por alterações imunitárias, incluindo o aumento da expressão de citocinas e uma diminuição das células T CD4+ e CD8+.

Um mecanismo de co-infeção é uma infeção aspergilar primária que afecta o seio ou a mucosa nasal com invasão de estruturas adjacentes. Como o tecido da mucosa nasal ou sinusal já estava destruído pela infeção aspergilar, teria sido fácil a entrada de mucorales, levando à co-infeção aspergilose-mucormicose (55). Os mesmos métodos de diagnóstico utilizados para a infeção isolada são indicados para a infeção concomitante. A histopatologia revela espécies mistas (aspergillus e mucorales). (14)

Capítulo 5

Micoses invasivas raras da cavidade oral

1. Criptococose oral

Causada pelo Cryptococcus neoformans, que ataca frequentemente o sistema imunitário. A levedura pode permanecer latente no fagolisossoma durante muitos anos. A cápsula mucopolissacárida e outros factores de virulência (produção de melanina, mucina, fosfolipase e urease) permitem a sobrevivência nos macrófagos e a propagação tecidular do fungo. A criptococose oral é extremamente rara e inclui tumefacções, nódulos violentos, granulomas, seios drenantes, placas eritematosas e ulcerações orais. (10)

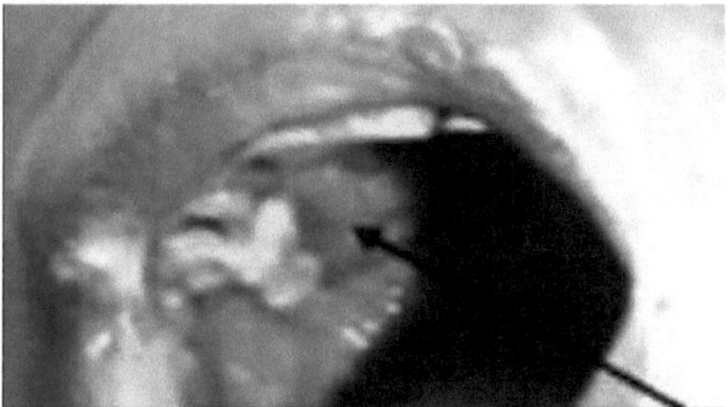

Figura 19. Úlceras palatinas de Cryptococcus com descarga purulenta (57)

A histopatologia mostra células multinucleadas contendo microrganismos de 4 a 6 pm rodeados por uma auréola clara (a cápsula). O fluconazol (400 mg) é eficaz, mas o AMB é preferível quando associado a meningite criptocócica ou envolvimento pulmonar. (10)

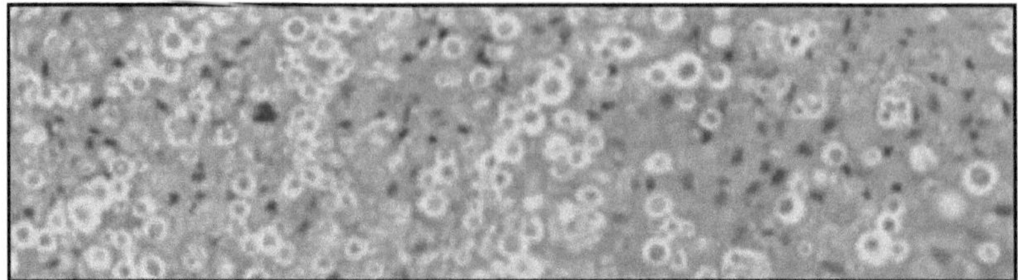

Figura 20. Aspeto histológico mostrando a cápsula caraterística (0)

2. Histoplasmose oral

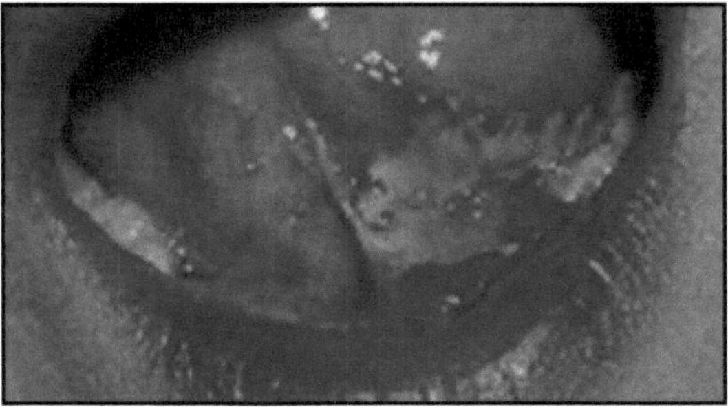

Figura 21. Ulcerações na língua e no assoalho da boca (3)

Trata-se de uma infeção fúngica profunda causada pelo Histoplasma capsulatum. Este agente patogénico fúngico dimórfico encontra-se em solos ricos em excrementos de aves e morcegos. As lesões orais isoladas são raras, estando frequentemente associadas a histoplasmose pulmonar disseminada ou aguda^. O aspeto endobucal corresponde a erosões e ulcerações solitárias com superfícies irregulares e margens elevadas e onduladas, cobertas por uma membrana amarela ou acinzentada. A anfotericina B é o tratamento inicial, seguido de itraconazol para prevenir recaídas. É frequente observar-se um mau prognóstico. (53)

3. Blastomicose oral

Causada pelo Blastomyces dermatitidis, um fungo dimórfico formador de esporos que se encontra em solos ácidos, húmidos e arenosos. A infeção oral caracteriza-se por um crescimento verrucoso ou papular progressivo ou por lesões ulceradas dolorosas com margens endurecidas e elevadas, que podem ou não estar associadas a osteíte. A histopatologia revela células de levedura de 8 a 20 pm de tamanho com cápsulas duplas refractárias e fixação de botões à célula-mãe. A cultura demora duas a três semanas. A anfotericina B sistémica é o tratamento de escolha em doentes imunocomprometidos. (10)

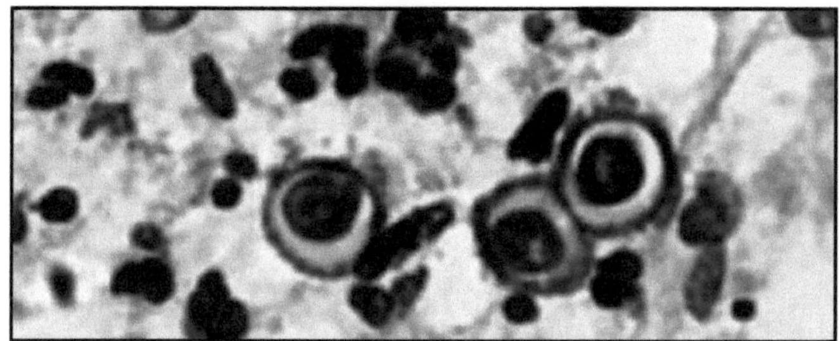

Figura 22. Aspeto de brotamento e cápsula típica de Blastomyces dermatitidis (60)

Capítulo 6

Quadro recapitulativo

Infeção	Candidíase invasiva	Mucormicose	Aspergilose
Geral	- inclui infecções da corrente sanguínea (candidíase) e infecções tecido profundo. - candidemia, a mais comum. - Uma doença com raízes profundas : osteomielite, rinossinusite, candidíase mucocutânea profunda.	- infeção oportunista rara mas altamente agressiva com uma elevada taxa de mortalidade - propriedades angioinvasivas -> formação de trombos -> isquemia e enfarte dos tecidos afectados -> necrose dos tecidos.	- aspergilose nasossinusal primária com ou sem aspergilose oral - limitada ou fulminante (aguda) - progride através dos planos tecidulares com a possibilidade de invasão vascular
Incidência	+++ mais frequente	++	+
etiopatologia	Candida albicans ++ e espécies não albicans mais virulentas.	Mucorales: Rhizopus oryzae é o mais amplamente detectado.	Aspergillusfumigatus++ Aspergillus flavus +
	- saprófita no ar, na água, no solo, nos nutrientes e na matéria orgânica em decomposição. - Transmissão por inalação, ingestão, inoculação direta ou disseminação		
Factores de virulência	Adesão celular, dimorfismo, termotolerância, presença de cápsulas, libertação de enzimas e proteínas, aquisição de ferro.		
Resistência aos agentes antifúngicos	- resistência adquirida ao fluconazol + - C.krusei: resistência intrínseca ao fluconazol. - C.glabrata: tendência para a resistência às	Resistência às equinocandinas.	Tendência da resistência aos azóis (fluconazol ++)

	equinocandinas.		
Factores de riscos importantes	-Secundário a qualquer estado de imunodepressão -Utilizadores de drogas intravenosas, cateteres intravenosos, desnutrição...	- Diabetemalcontrole , acidocetose diabética +++ - Hemopatias malignas ++ - Danos graves causados pela covid-19+.	- Neutropeniesevereet prolongee (problemas e terapias imunossupressoras)
Sinais exobucais	febre, dor na boca e/ou no rosto, dor de cabeça, inchaço facial no lado infetado, congestão nasal, rinorreia purulenta.		
Extensões extra-orais	- para as cavidades aéreas adjacentes (seio maxilar, seio frontal, seio etmoidal) - estendendo-se à órbita e à abóbada craniana, ao longo da base do crânio e dos grandes vasos.		
sinais intra-orais	- Candidíase osteomielite frequentemente da mandíbula^ exposição óssea necrótico. - Rinossinusite invasiva: sinusite complicada com sinais atípicos. - Candidíase mucocutânea profunda: varia de placas papulo-pustulosas a placas necróticas.	- Descarga de pus, halitose, mobilidade dentária, úlceras necróticas dolorosas. - Lesões inicialmente vermelhas, depois púrpuras e finalmente negras^lesões necróticas expostas e por vezes fístulas. - Sintomatologia rhinosinus variável.	- frequentemente se espalha a partir do seio maxilar - Tumefação difusa do local infetado + mobilidade e perda de dentes, zonas violentas isoladas que evoluem para ulcerações necróticas acinzentadas, osso necrótico e sequências de osso móvel.
Aspectos radiológicos	- TC: para avaliar a rutura das corticais ósseas, das paredes nasais e/ou sinusais, a lise óssea dos processos alveolares, o preenchimento das cavidades aéreas, etc. - A ressonância magnética é mais adequada para explorar a extensão dos tecidos moles.		
Métodos de diagnóstico convencionais que requerem biópsia de tecidos			
Microscopia direta (KOH)	+	+	+

Histopatologia	Com colorações específicas, como o ácido periódico de Schiff (PAS), a hematoxilina-eosina (H&E) ou a coloração com prata metenamina de Grocott-Gomori (GMS).		
	Hifas septadas ou pseudo-septadas em grupos com células de levedura em brotamento nas áreas focais. 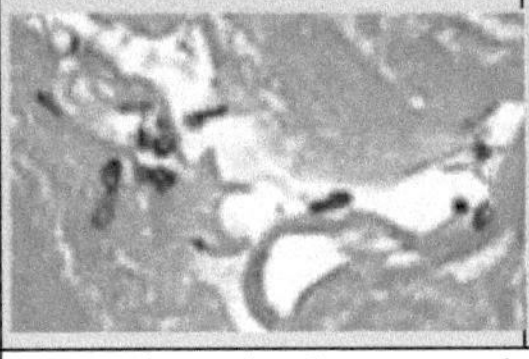	Hifas largas (5-20 pm), de paredes finas, rubras, não septadas, ramificadas a 90°. 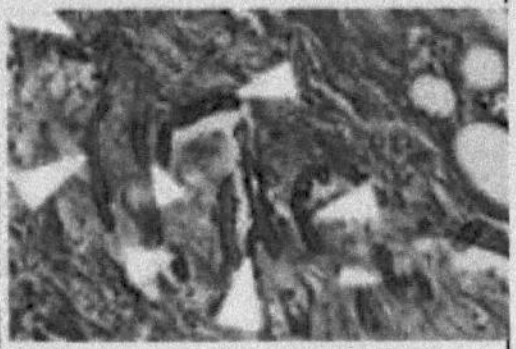	Hifas estreitas, septadas, com ramificações dicotómicas a 45°. 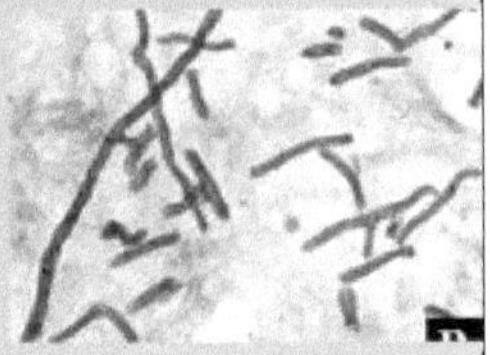
cultura	Em gelose de dextrose de Sabouraud^ isolar a espécie responsável e testar a sua sensibilidade a agentes antifúngicos, especialmente em caso de infeção recorrente.		
	e branqueamento após 24-48 horas	desenvolve-se em 3 a 5 dias a 2530°C.	entre 30 e 37°C durante 4 a 5 dias
Métodos de diagnóstico modernos			
Deteção de antigenesor anticorpos	mananos, antimananos, B-D-glucanos	Mucor fucomanano	galactomanano, B-D-glucano
teste PCR	com base na amplificação de ácidos nucleicos^ identificar leveduras diretamente nas amostras		
Outros novos produtos		* Ensaio de caudal lateral * avaliação das citocinas CD154 POSITIVO	Teste de fluxo lateral para deteção de galactomanano
Tratamento			
Tratamento cirúrgico	- desbridamento, curetagem, sequestrectomia, por vezes ressecção total do maxilar, remoção completa dos seios infectados ou desbridamento agressivo do espaço retro-orbitário - Rinossinusite: meatotomia média + curetagem intra-sinusal, endoscopia, técnica de Caldwell Luc... - é frequentemente necessária uma cirurgia reconstrutiva e uma reabilitação do obturador.		

Tratamento antifúngico preferido	- Fluconazol (Diflucan) 400 mg (6 mg/kg) por dia - Anfotericina B lipossómica (3 a 5 mg/kg/dia): tratamento de escolha em casos de resistência ao fluconazol ou de envolvimento ósseo.	- AMB lipossómico (5-10 mg/kg, diariamente): medicamento empírico de eleição ^ menos nefrotóxico mas risco de hepatotoxicidade dependente da dose	- Voriconazol IV (6 mg/kg*2/d no primeiro dia, seguido de 4 mg/kg*2 /d) utilizado com PRECAUÇÕES! - AMB lipossómico (5 mg/kg/d IV)
Outros terapias associadas	- Oxigenoterapia hiperbárica - Eliminação dos factores locais e cumprimento do tratamento da doença geral que causa a imunodepressão. - Profilaxia antifúngica oral em casos de neutropenia grave e prolongada.		
Prognóstico	altamente dependente da gravidade da imunodepressão, da virulência do microrganismo causador, das competências do cirurgião, da molécula antifúngica escolhida e do momento em que o tratamento antifúngico é iniciado ^acompanhamento regular durante 2 anos ou mais para evitar a recorrência da infeção		

Capítulo 7

Casos clínicos

Apresentamos aqui alguns casos clínicos que foram investigados e tratados na nossa unidade de medicina e cirurgia oral no departamento de medicina dentária do hospital universitário "farhat hached" em Sousse, Tunísia.

1. Caso clínico n.º 1

Um doente de 84 anos foi admitido no serviço de dermatologia por desnutrição causada por múltiplas ulcerações dolorosas na cavidade oral que se desenvolveram durante 4 dias, sem envolvimento cutâneo associado. O doente foi-nos encaminhado para um exame oral.

O exame exobucal revelou uma ulceração necrótica negra infiltrativa muito dolorosa, coberta por crostas de 2 cm de largura, localizada na comissura labial direita.

O exame endobucal revelou úlceras profundas e necrosantes em vários locais: superfície interna dos lábios, assoalho da boca, superfície posterior da língua, superfície interna da bochecha (retrocommis sural) ...

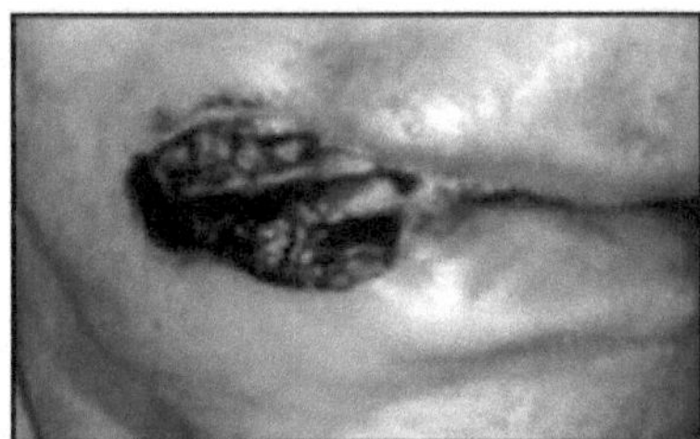

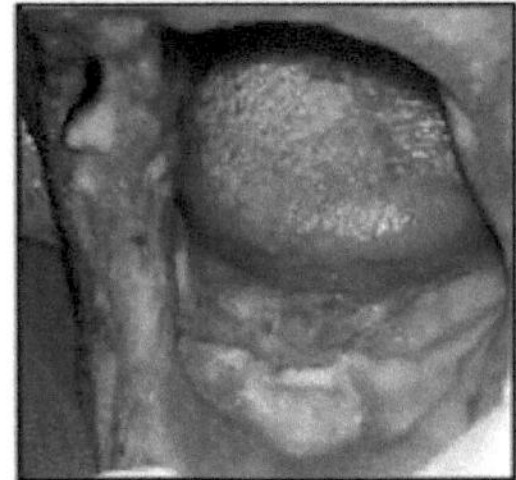

Figura 23. Estado inicial da lesão crostosa Figura 24. Aspeto endobucal das ulcerações múltiplas

Já foram efectuados ensaios biológicos que demonstram :

- Aumento da PCR: 145 (nível normal < 6mg/L) -^suspeita de síndrome inflamatório ou infecioso.
- Hemograma: leucócitos: 1500 (taxa normal entre 4.000 e 10.000 leucócitos/mm3) -^Leukopenia
- PNN: 990 / mcL (a taxa normal varia de 1.500 a 7.000 / mcL) -^Neutropenia
- HB: 8,8 (12,5 g/ dl para as mulheres) -> anemia.
- Plaquetas: 112.000 com presença de macroplaquetas (taxa normal entre 150.000 e 300.000/mm3) -> trombocitopenia.

As hipóteses de diagnóstico avançadas foram as seguintes

a. <u>Em relação ao estado geral, dada a perturbação do hemograma</u>:

1/ Pancitopenia idiopática (anemia, trombocitopenia, neutropenia).

2/ Hemopatia maligna difusa (linfoma, leucemia).

b. Relativamente às lesões orais, a orientação diagnóstica foi no sentido de: ulcerações múltiplas causadas por flora bacteriana saprófita (estreptococos ++) em consequência de uma defesa tecidular enfraquecida ligada à neutropenia.

A linha de ação inicial foi a seguinte

1- Prescrição de antibióticos para tratar as úlceras e prevenir a superinfeção bacteriana (amoxicilina/ácido clavulânico 2g/d)

2- Cuidados anti-sépticos locais (elixir bucal com clorexidina a 0,2%)

3- Consulta de hematologia para investigar a etiologia da pancitopenia

4- Remoção de lesões com crostas nos lábios sob anestesia local para melhorar a cicatrização.

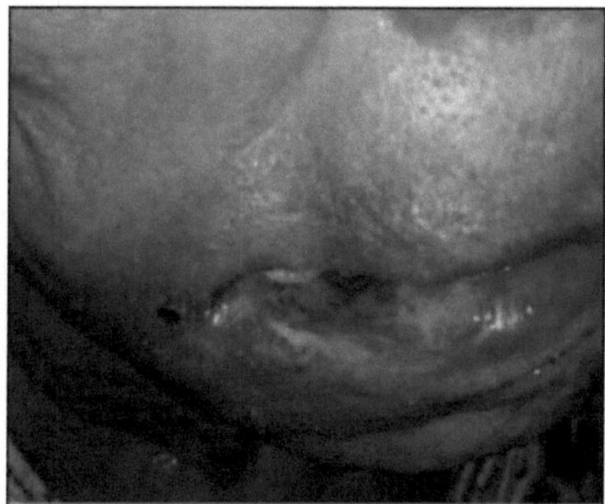

Figura 25. Aspeto clínico após a remoção da crosta

Após 8 dias, verificou-se uma ligeira melhoria das úlceras endobucais.
No entanto, a ulceração exobucal na comissura labial não tinha melhorado (sem cicatrização, dor intensa e dificuldade em comer).

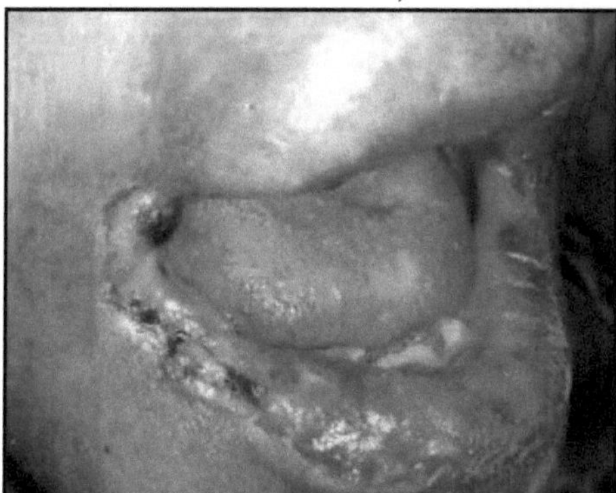

Figura 26. Ausência de melhoria da lesão exobucal após a terapêutica inicial

Dada a imunodepressão predisponcnte e a presença de ulcerações neutropénicas que facilitam a infiltração de agentes patogénicos por rutura da barreira epitelial, suspeitou-se de uma superinfeção micótica invasiva atípica, como :

- Candidíase invasiva (estirpe multi-resistente)
- Aspergilose
- Mucormicose

A linha de ação consistia em realizar :

1. Uma amostra de zaragatoa para testes bacteriológicos e micológicos.
2. Uma biopsia com exame micológico e anatomopatológico.
3. Uma punção esternal efectuada no departamento de hematologia para um mielograma.

-> A pancitopenia intermitente foi associada à síndrome mielodisplásica.

Exame bacteriológico negativo: presença maciça de leveduras com flora polimórfica.

O exame anatomopatológico revelou uma candidíase profunda, com filamentos miceliais típicos revelados pelas colorações específicas de PAS e GROCOTT.

Exame micológico direto: presença de filamentos miceliais.

Foi identificada uma forma patogénica em amostras de biopsia, candida krusei, caracterizada pela sua resistência intrínseca ao fluconazol e sensibilidade ao voriconazol -> uma forma comum em doentes neutropénicos ou em profilaxia com fluconazol.

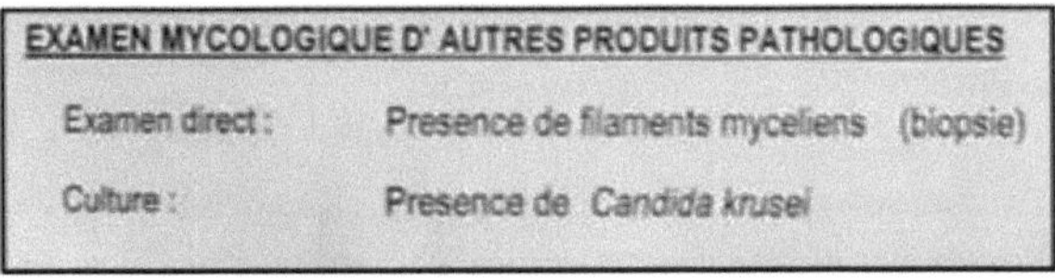

EXAMEN MYCOLOGIQUE D' AUTRES PRODUITS PATHOLOGIQUES

Examen direct :	Presence de filaments myceliens (biopsie)
Culture :	Presence de *Candida krusei*

Figura 27. Resultado do exame micológico com deteção de Candida krusei

O diagnóstico definitivo foi de ulceração necrótica associada a candidíase invasiva por Candida krusei (favorecida pela neutropenia).

Tratamento adequado: tratamento antifúngico: voriconazol per os 400mg/d (com imunodepressão para evitar o desenvolvimento de outras infecções micológicas oportunistas, como a aspergilose) + tratamento hematológico da síndrome mielodisplásica.

2. Caso clínico n.º 2

Doente de 50 anos, diabético, internado no serviço de ORL por possível celulite nasogénica com 5 dias de evolução, foi inicialmente tratado com uma associação de amoxicilina e ácido clavulânico 6g/24 h mas sem regressão.

O doente foi encaminhado para o serviço de medicina dentária para despiste de uma possível causa dentária. Ao ser questionado, o doente sublinhou a ausência de quaisquer sintomas dentários iniciais. O quadro clínico era marcado por inchaço nasolabial progressivo, cefaleia intensa à esquerda e obstrução nasal. O doente referiu ainda que não tinha antecedentes de sinusite maxilar crónica.

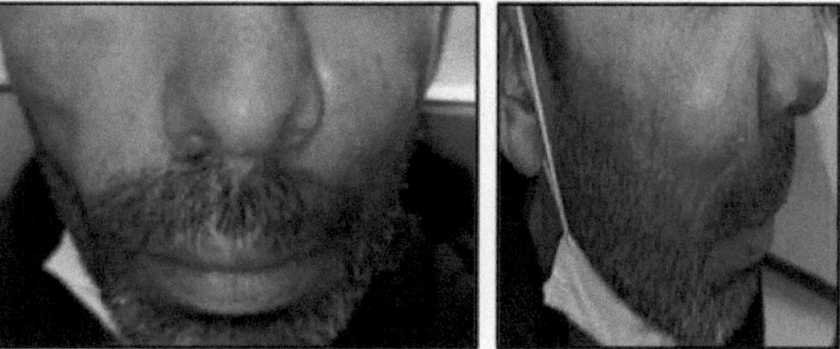

Figura 28. Aspeto exobucal semelhante ao da celulite nasolabial esquerda.

O exame endobucal revelou :

- Palpação dolorosa do pavimento do vestíbulo na zona edêntula pré-molar sem obturação significativa.
- Teste de vitalidade negativo nos dias 23 e 24.

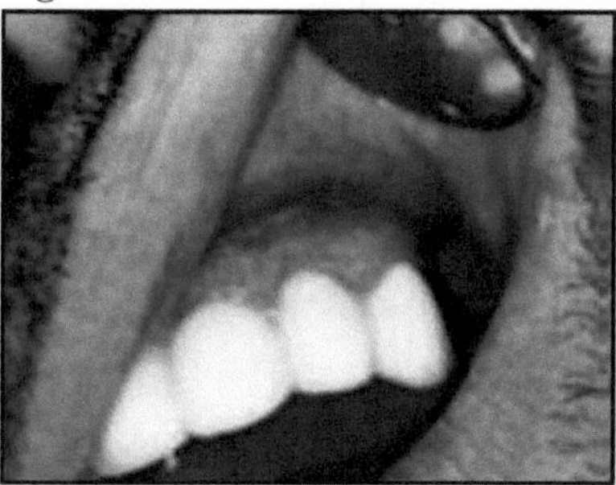

Figura 29. Aspeto endobucal sem obturação significativa

A radiografia retroalveolar mostrou tratamento endodôntico inadequado em 23 casos com silêncio clínico.

A radiografia panorâmica revelou uma obstrução sinusal unilateral esquerda com lise óssea no fundo do seio.

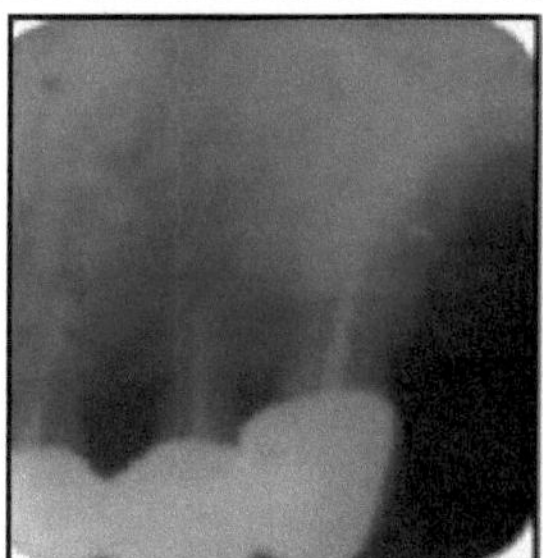

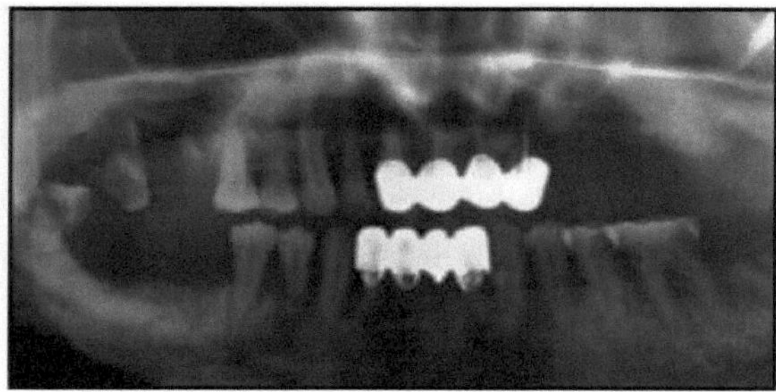

Figura 30. Radiografia panorâmica com vista retroalveolar mostra tratamento endodôntico inadequado de 23 com silêncio radiológico e obturação do seio maxilar esquerdo.

As hipóteses avançadas nesta fase:

Perante um exame dentário negativo, foi excluído o diagnóstico de celulite nasolabial de origem dentária (ausência de sintomatologia dentária, ausência de dor e de preenchimento do pavimento do vestíbulo em frente aos dentes suspeitos):

1. Uma infeção fúngica invasiva, como a mucormicose (o doente era diabético e disse que trabalhava num ambiente rural como agricultor).

2. Sinusite maxilar aspergilar invasiva.

3. Osteíte maxilar com sinusite reactiva contígua.

4. Sinusite bacteriana aguda do rinoceronte maxilar: excluída se existir um tumor genital (sinal de invasão dos tecidos moles), se não existirem antecedentes de sinusite crónica e se não houver melhoria com antibioterapia.

Foi pedida uma TAC da massa facial (janela larga e estreita) para explorar o envolvimento dos seios nasais e a lise óssea associada. Dois dias depois, o doente regressou com a TAC. O exame endobucal revelou o aspeto de um tumor palatino unilateral esquerdo, com uma mucosa de aspeto isquémico azulado e uma fístula produtiva.

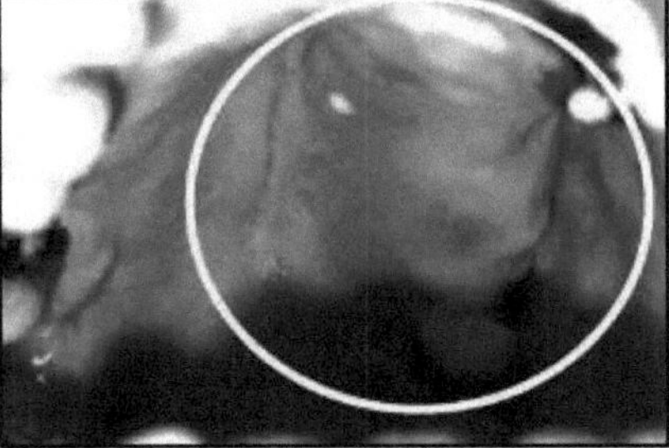

Figura 31. Aspeto azulado da mucosa palatina do lado esquerdo e presença de uma fístula produtiva

Tomografia computadorizada: preenchimento do seio maxilar esquerdo, confinamento do complexo osteomeatal, lise óssea no assoalho do seio, na parede medial e anterolateral e na face lateral da maxila.

- > Nesta fase, com base nos dados clínicos e radiológicos, foi sugerido o diagnóstico de mucormicose rinossinusal:
- Paciente diabético de ambiente rural com sinais de sinusite maxilar invasiva aguda (lise óssea da parede anterolateral e extensão para a região do joelho).
- Tumor palatino unilateral recente com sinais de isquémia e necrose

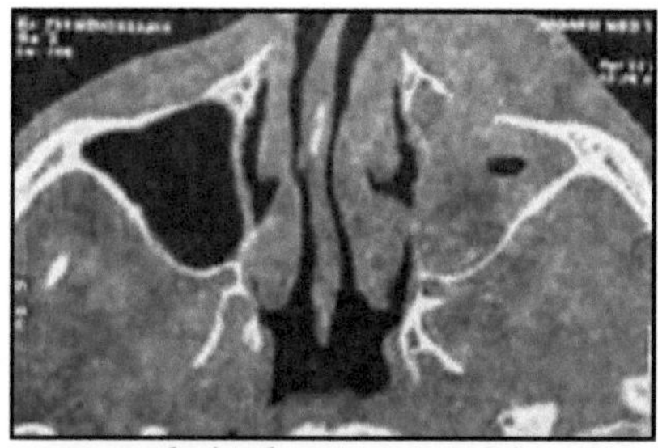

Figura 32. Tomografia computadorizada em corte axial em janela óssea passando pela parte média do seio maxilar. Aspeto hiperdenso do seio maxilar esquerdo com lise óssea. das paredes medial e anterolateral.

O tratamento foi urgente e consistiu em :

- Uma meatotomia na linha média sob endoscopia na unidade de ORL, desbridamento do seio maxilar esquerdo e biopsia para exame micológico e anatomopatológico.
- Aconselhamento e gestão de doenças infecciosas para iniciar o tratamento antifúngico sistémico: anfotericina B lipossómica.

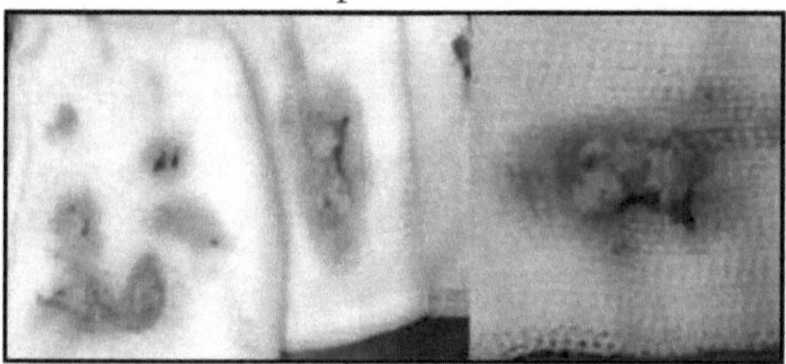

Figura 33. Detritos necróticos recuperados após meatotomia média

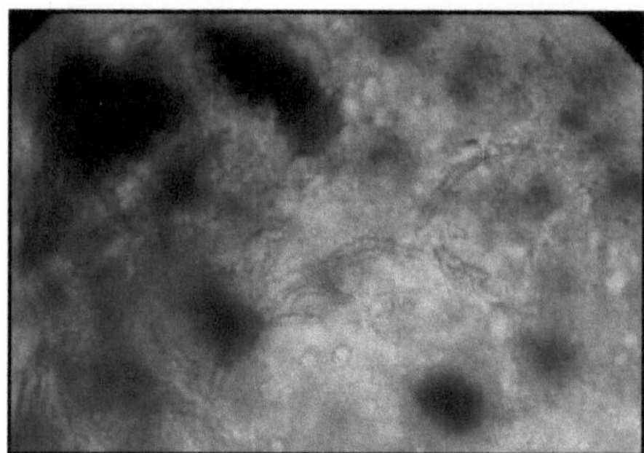

Figura 34. Exame direto ao microscópio de luz: filamentos miceliais de Mucorales

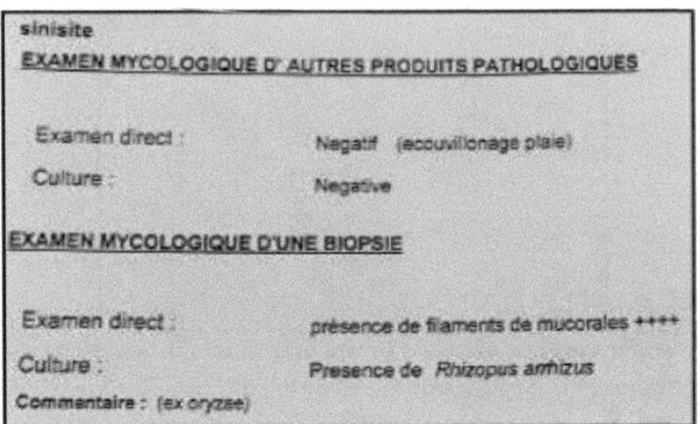

sinisite

EXAMEN MYCOLOGIQUE D' AUTRES PRODUITS PATHOLOGIQUES

Examen direct : Negatif (ecouvillonage plaie)

Culture : Negative

EXAMEN MYCOLOGIQUE D'UNE BIOPSIE

Examen direct : présence de filaments de mucorales ++++

Culture : Presence de Rhizopus arrhizus

Commentaire : (ex oryzae)

Figura 35. Resultado do exame micológico (Rhizopus Arrhizus mucormycosis)

Foi efectuado **o diagnóstico definitivo** de mucormicose por Rhizopus Arrhizus. Após tratamento antifúngico sistémico (hospitalização no departamento de doenças infecciosas durante 3 meses), observou-se a resolução completa da tumefação genital e palatina. O diagnóstico precoce da mucormicose com base nos sinais orais e dentários melhorou o prognóstico vital do doente e evitou as complicações desta micose invasiva.

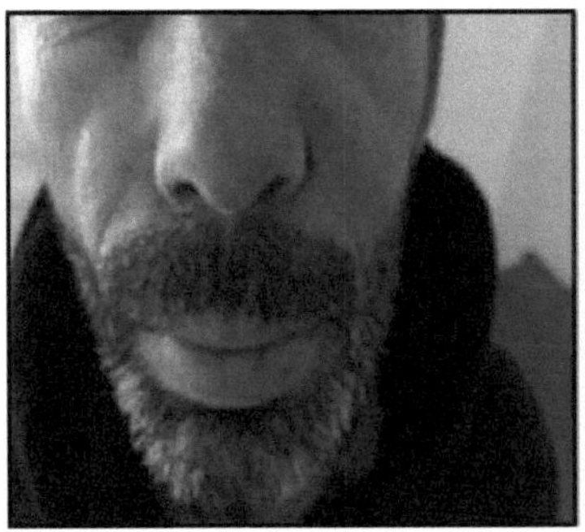

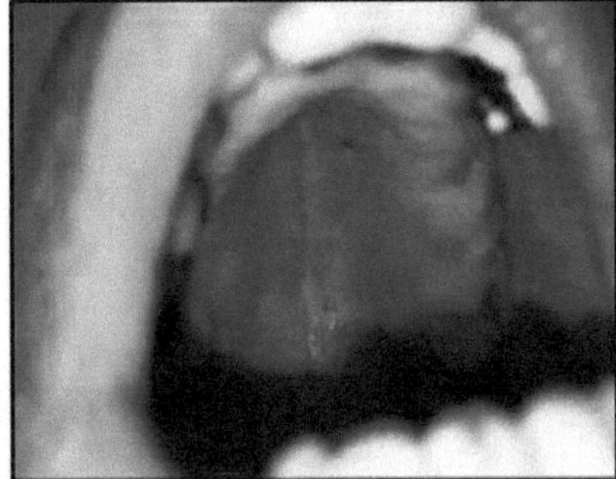

Figura 36. Aspeto pós-terapêutico exo e endobucal com desaparecimento do tumor exobucal e aspeto normal da mucosa palatina.

3. Caso clínico n.º 3

Paciente H.H, 49 anos, diabética tipo 2, admitida no serviço de otorrinolaringologia por sinusite maxilar esquerda aguda. Foi encaminhada para o serviço de medicina dentária em busca de uma etiologia dentária.

Exame exobucal :

Tumor no joelho esquerdo que se desenvolveu durante 1 semana e que era doloroso à palpação. Exame endobucal: mucosa palatina eritematosa ligeiramente violácea no lado esquerdo, o segundo molar está cariado com um teste de vitalidade negativo.

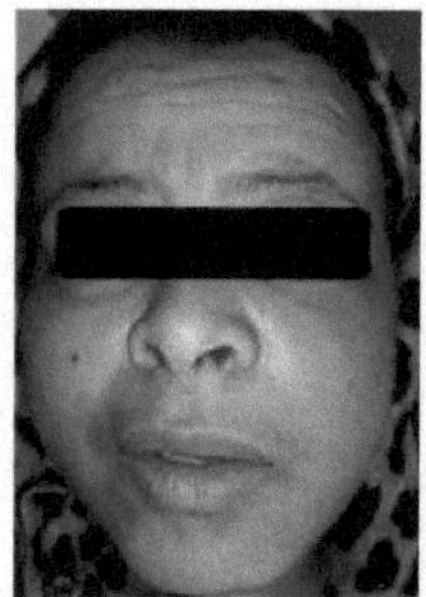

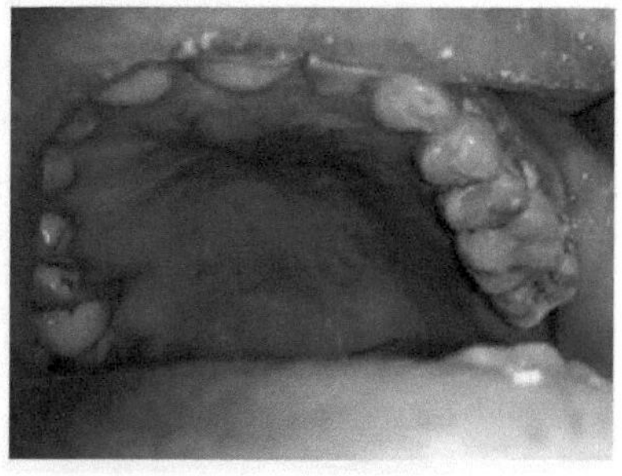

Figura 37. Vista exobucal Figura 38. Vista endobucal

Exame radiológico: 27 com tratamento endodôntico adequado, véu da Sinusite

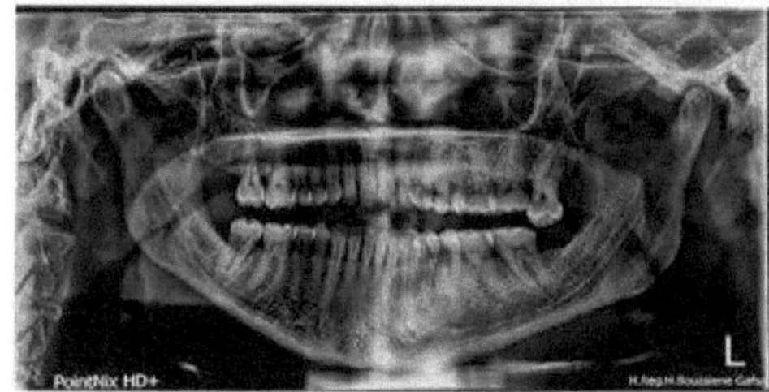

Figura 39. Radiografia panorâmica

A tomografia computadorizada revelou preenchimento total do seio maxilar esquerdo, com confinamento do complexo osteo-meatal e preenchimento das células etmoidais. O diagnóstico foi de sinusite maxilar crónica reaquecida associada a periodontite apical crónica do 27

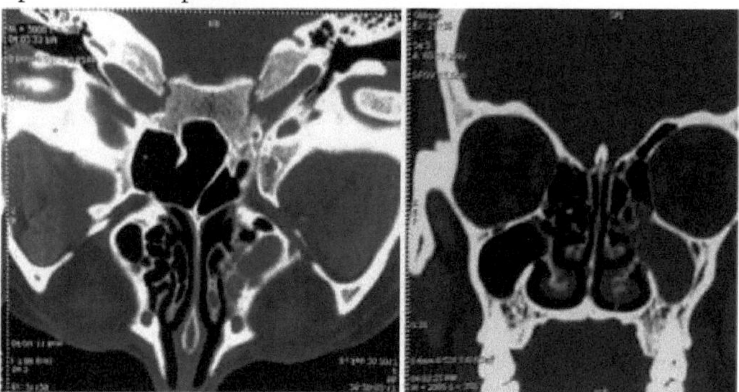

Figura 40: Secção axial e frontal de TC: preenchimento da guache do seio maxilar

CAT: Abertura do dente: corte do canal radicular e obturação provisória, lavagem por aspiração do seio

Tratamento antibiótico probatório: amoxicilina/ácido clavulâmico 3g/d 13d

Evolução: controlo após 5 dias: sem melhoria dos sintomas rinológicos
O doente regressou com uma descarga purulenta do sulco dos dentes posteriores, com mobilidade significativa e ulceração gengival.
Diagnóstico sugerido: infeção fúngica invasiva, como aspergilose ou mucormucose, dado o historial de imunocomprometimento do doente.

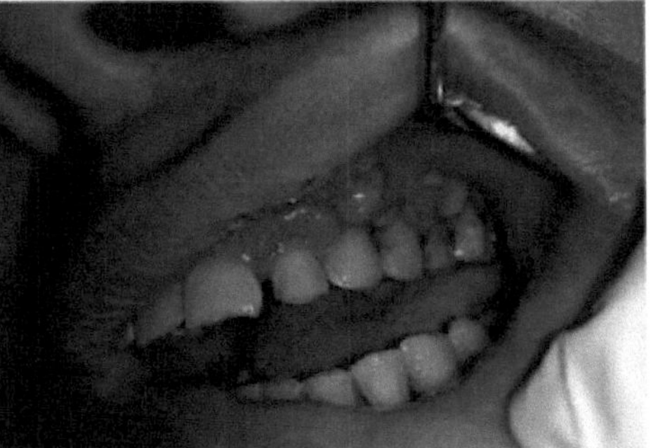

Figura 41. Vista endobucal do lado da infeção

Procedimento: meatotomia na linha média por endoscopia no bloco operatório sob anestesia geral, lavagem do seio e recolha de amostras da mucosa do seio para exame direto e exame anatomopatológico.

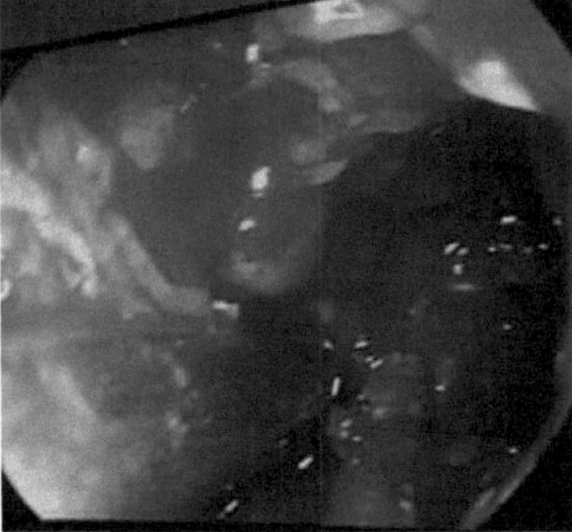

Figura 42. Visão endoscópica da carne média inflamada

O exame micológico revelou filamentos miceliais típicos de mucorale.
O exame anatomopatológico foi positivo com coloração PAS ++++ confirmando o diagnóstico de uma apresentação atípica de mucormicose rinossinusal. O doente foi internado no serviço de medicina infecciosa para administração de anfotericina B lipossómica com melhoria progressiva após um mês.

4. Caso clínico n.º 4

Um rapaz de 13 anos, internado no serviço de hematologia por leucemia linfoblástica aguda, era candidato a um aloenxerto de medula óssea. Apresentava-se com neutropenia febril, PNN 0. Durante o internamento, o doente desenvolveu uma tumefação mandibular esquerda inflamatória dolorosa sem sinais de supuração, diagnosticada como celulite genital de origem dentária.

Dado o estado do doente, a consulta dentária foi impossível (doente em aplasia grave) e foi instituído um tratamento probabilístico: antibioterapia de largo espetro, voriconazol 200 mg/d, sem melhorias.

A regressão do tumor genital inferior foi espontânea e progressiva com recuperação hematológica. A criança foi encaminhada para o serviço de medicina dentária na procura de uma possível etiologia dentária.

O exame endobucal revelou :

- Aspeto isquémico acinzentado da mucosa vestibular oposta 37, com exposição óssea no pescoço e no septo 37-36.
- Sem cáries progressivas em 36 e 37 com testes de vitalidade pulpar positivos, o clique retroalveolar mostrou um alargamento desmodontal de 37.
- Palpação do pavimento do vestíbulo com dor e ausência de enchimento no lado oposto ao 37.
- A sondagem periodontal de 37 revelou um sequestro ósseo vestibular que era móvel mas não destacável.

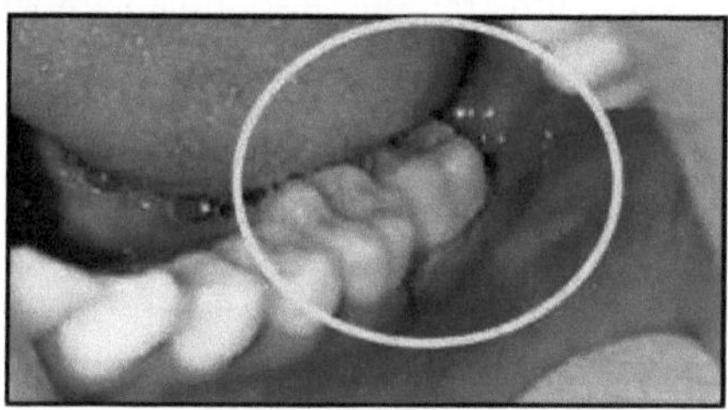

Figura 43. Aspeto clínico ao exame endobucal com a presença de um sequestro osso vestibular.

Foi solicitado **um exame radiológico** mandibular de feixe cónico para explorar o dano ósseo subjacente: para procurar sinais radiológicos de osteíte crónica. As secções axiais e sagitais mostraram um sequestro ósseo vestibular oposto ao 37 com alargamento desmodontal.

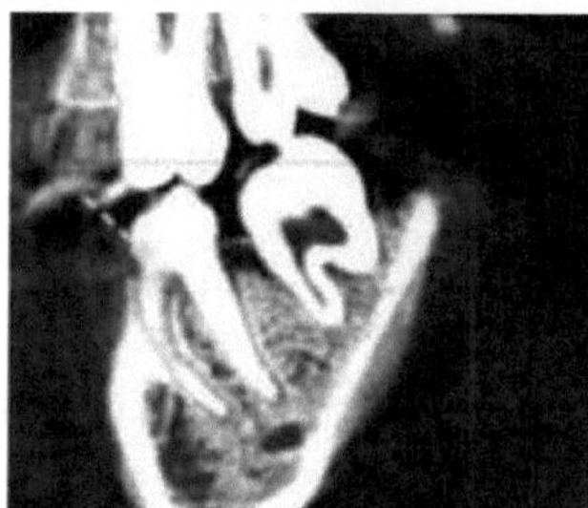

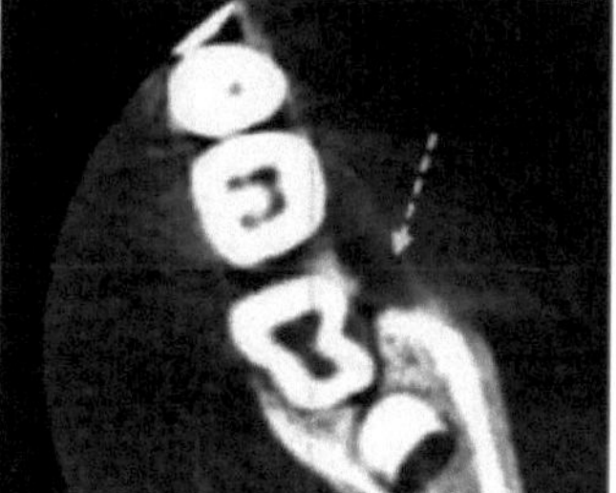

Figura 44. Secções axial e sagital do exame de feixe cónico: destruição das corticais ósseas opostas às 37 e 36

Hipóteses de diagnóstico possíveis nesta fase: ulcerações neutropénicas (durante o episódio anterior de neutropenia grave) complicadas por :
1. Osteíte bacteriana não específica
2. Osteíte específica: micótica, aspergilar ou superinfeção das mucosas (doentes imunocomprometidos).
O tratamento foi inicialmente cirúrgico, com desbridamento do osso, remoção do sequestro e do tecido inflamatório, e biópsia para exame anatomopatológico.

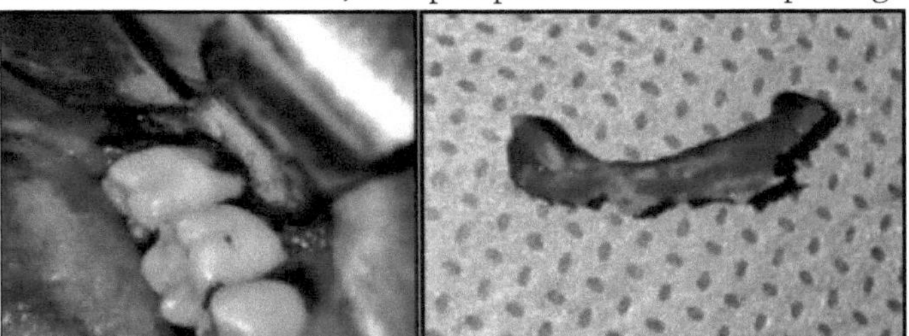

Figura 45. Aspeto intra-operatório após curetagem óssea e remoção de sequestro ósseo vestibular

O exame patológico revelou uma remodelação inflamatória crónica: um infiltrado inflamatório polimorfo, neoformação vascular com filamentos miceliais de aspergillus presentes apenas no sequestro ósseo. Foi feito um **diagnóstico definitivo** de aspergilose crónica.
Foi instituído tratamento antifúngico: prescrição de voriconazol 100mg/d durante 3 meses, associado a antibioterapia e tratamento antiviral (triterapia) ^ Doente submetido a transplante alogénico de células estaminais com risco de recidiva durante fases prolongadas de aplasia profunda.
A cicatrização da mucosa 15 dias após o desbridamento cirúrgico foi satisfatória, com resolução completa da dor.

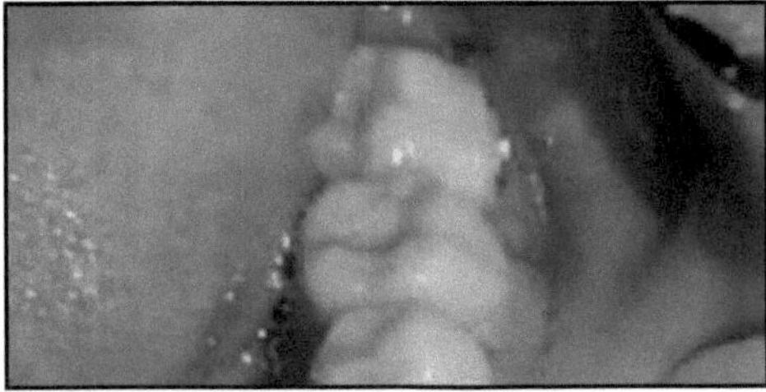

Figura 46. Cicatrização satisfatória da mucosa aos 15 dias de pós-operatório.

A aspergilose é geralmente invasiva e localmente destrutiva. A evolução benigna deste doente foi explicada pela profilaxia antifúngica inicial (voriconazol 200 mg/d), confirmando a eficácia deste protocolo preventivo da aspergilose invasiva em doentes imunocomprometidos com aplasia medular.

Conclusão

Diversas espécies de fungos ocupam silenciosamente o nosso ambiente (em estado saprófito) e aguardam um sinal (imunodepressão) para atacar, crescer, causar e desenvolver-se como infecções invasivas. São capazes de alterar qualquer órgão, causando uma destruição profunda e localmente devastadora das estruturas mucosas e ósseas, disseminando-se e pondo em risco o prognóstico vital do doente. Atualmente, o aumento da incidência de infecções fúngicas invasivas está fortemente associado a um aumento dos estados imunodepressivos, da resistência aos agentes antifúngicos e dos factores de virulência dos fungos favorecidos pela imunodepressão.

A candidíase é a mais comum. Em doentes imunocomprometidos, a Candida tende a causar doença invasiva sob a forma de osteomielite, rinossinusite invasiva, candidíase mucocutânea profunda ou candidemia. Os mucorales e aspergillus são bastante virulentos devido às suas propriedades angioinvasivas, levando a trombose, enfarte e necrose dos tecidos, com rápida progressão para estruturas vizinhas e disseminação hematogénica. A mucormicose está fortemente associada a uma diabetes mal controlada. O fator de risco dominante associado à aspergilose é a neutropenia grave e prolongada.

Geralmente, os sinais clínicos são muito sugestivos (ulceração, exposição de osso necrótico, descarga purulenta, etc.) e não respondem aos antibióticos, sugerindo uma infeção fúngica como diagnóstico diferencial. Em alguns casos, nas fases iniciais da doença, o profissional pode observar sinais orofaciais discretos, que podem, no entanto, apontar para um diagnóstico de micose invasiva. No entanto, as manifestações rinossinusais e/ou bucais podem levar à confusão com outras condições, como osteíte maxilar crónica, sinusite de origem dentária e tumores intra-ósseos de baixo grau.

A histopatologia é um exame de diagnóstico fundamental, assim como a cultura, para identificar a espécie envolvida e ajudar a escolher o agente antifúngico correto, para além de novos métodos complementares de diagnóstico mais simples e rápidos. O tratamento baseia-se na intervenção cirúrgica, por vezes com sacrifícios extensos de tecidos, e na terapêutica antifúngica.

Devido à tendência dos fungos para desenvolverem resistência aos azóis, a anfotericina B lipossómica, um fármaco de largo espetro, é atualmente definida como o tratamento de eleição para as micoses invasivas. Quanto mais precoce for o diagnóstico e o tratamento, mais limitada será a invasão tecidular, menores serão as sequelas pós-cirúrgicas e mais baixas serão as taxas de morbilidade e mortalidade, razão pela qual o conhecimento dos sinais clínicos e radiológicos destas infecções fúngicas invasivas é vital.

Referências

1. **Afkhamnejad ER, Turner C, Reynoso D.**
Um caso de criptococose orbital.
Am J Ophthalmol Case Rep 2023;30:1-4.
2. **Angiolella L.**
Regulação da virulência e mecanismo de resistência a medicamentos da infeção fúngica.
Microorganismos 2022;10(2):1-5.
3. **Anitha KP.**
Infecções fúngicas da mucosa oral.
Indian J Dent Res 2012;23(5):650-9.
4. **Arastehfar A, Carvalho A, Houbraken J et al.**
Aspergillus fumigatus e aspergilose: do básico ao clínico.
Stud Mycol 2021;100:1-51.
5. **Arias F, Mata-Essayag S, Landaeta ME et al.**
Osteomielite por Candida albicans: Relato de caso e revisão da literatura.
Int J Infect Dis 2004;8(5):307-14.
6. **Bali R, Sharma P, Gupta P, Gaba S.**
Osteomielite crónica da face média: um dilema terapêutico.
J Oral Biol Craniofac Res 2013;3(3):151-3.
7. **Berbudi A, Rahmadika N, Tjahjadi AI, Ruslami R.**
A diabetes tipo 2 e o seu impacto no sistema imunitário.
Curr Diabetes Rev 2020;16(5):442-9.
8. **Bhandari S, Agarwal S, Bhargava S et al.**
Candidíase sinonasal pós-Covid-19: uma crise dentro da pandemia.
Indian J Otolaryngol Head Neck Surg 2023;75(2):523-8.
9. **Bhandari S, Gupta S, Bhargava S et al.**
Aspergilose invasiva associada à COVID.
Indian J Otolaryngol Head Neck Surg 2023;75(2):557-62.
10. **Bose D, Brizuela M.**
Infecções fúngicas da mucosa oral.
Treasure Island: StatPearls Publishing, 2023.
11. **Chandra A, Firth J, Sheikh A, Patel P.**
Emergências relacionadas com a infeção e o tratamento do VIH (parte 2): Emergências relacionadas com a infeção e o tratamento do VIH (parte 2).
Afr J Emerg Med 2013;3(4):197-202.
12. **Chavda VP, Mishra T, Kamaraj S et al.**
Infeção fúngica pós-COVID-19 na população idosa.
Vaccines 2023;11(3):1-26.

13. Cheng T, Li Y, Zhang H et al.
A incidência de candidíase oral está associada aos corticosteróides inalados em Pacientes chineses: uma revisão sistemática e uma meta-análise.
Int J Clin Exp Med 2017;10(3):5546-60.
14. Chugh A, Pandey AK, Goyal A et al.
Apresentações atípicas de osteomielite fúngica durante o surto pós-COVID-19 - série de casos.
J Oral Maxillofac Surg Med Pathol 2022;34(5):622-7.
15. Coronado-Castellote L, Jimenez-Soriano Y.
Diagnóstico clínico e microbiológico da candidíase oral.
J Clin Exp Dent 2013;5(5):279-86.
16. Cortez JL, Tan SY, Abelman R et al.
Candidíase cutânea profunda do lábio num doente com leucemia mielogénica aguda.
JAAD Case Rep 2022;27:32-4.
17. Dachlan I, Wicaksana A, Fauzi AR et al.
Aspergilose maxilar invasiva num doente com lúpus eritematoso sistémico: Relato de caso.
Ann Med Surg 2020;58:44-7.
18. Darwish RM, Al-Masri M, Al-Masri MM.
Mucormicose: A doença escondida e esquecida.
J Appl Microbiol 2022;132(6):4042-57.
19. Deepa A, Nair BJ, Sivakumar T, Joseph AP.
Infecções fúngicas oportunistas pouco comuns da cavidade oral: uma revisão.
J Oral Maxillofac Pathol 2014;18(2):235-43.
20. Dewan H, Patel H, Pandya H, Bhavsar B, Shah U, Singh S.
Mucormicose dos maxilares - revisão da literatura e protocolos de tratamento actuais.
Natl J Maxillofac Surg 2022;13(2):180-9.
21. Dhirawani R, Asrani S, Pathak S, Sharma A.
Abordagem de translocação facial para o tratamento da aspergilose sinonasal invasiva.
J Maxillofac Oral Surg 2015;14(1):482-7.
22. D^az-Tejedor A, Lorenzo-Mohamed M, Puig N et al.
Alterações do sistema imunitário no mieloma múltiplo: Mecanismos moleculares e estratégias terapêuticas para reverter a imunossupressão.
Cancros 2021;13(6):1-26.
23. Dimopoulos G, Karabinis A, Samonis G, Falagas ME.
Candidemia em doentes críticos imunocomprometidos e imunocompetentes: um estudo prospetivo comparativo.

Eur J Clin Microbiol Infect Dis 2007;26(6):377-84.
24. Ekmekciu I, Von Klitzing E, Fiebiger U et al.
Respostas imunitárias ao tratamento com antibióticos de largo espetro e ao transplante de microbiota fecal em ratinhos.
Front Immunol 2017;8:1-19.
25. Faustino ISP, Ramos JC, Mariz BALA et al.
Um caso raro de osteomielite por aspergillus mandibular num paciente imunocompetente.
Dent J 2022;10(11):1-8.
26. Gamaletsou MN, Kontoyiannis DP, Sipsas NV et al.
Osteomielite por Candida: análise de 207 casos pediátricos e de adultos (1970-2011).
Clin Infect Dis 2012;55(10):1338-51.
27. Garcia-Hermoso D.
Diagnóstico microbiológico da mucormicose.
Med Sci 2013;29:13-8.
28. Gomes MZ, Lewis RE, Kontoyiannis DP.
Mucormicose causada por mucormicetes invulgares, não-Rhizopus, -Mucor, e -Espécies de Lichtheimia.
Clin Microbiol Rev 2011;24(2):411-45.
29. Hedayati MT, Pasqualotto AC, Warn PA, Bowyer P, Denning DW.
Aspergillus flavus: agente patogénico humano, alergénio e produtor de micotoxinas.
Microbiology 2007;153(6):1677-92.
30. Kaushal D, Sharma A, Kesarwani A, Kalita JM.
Osteomielite crónica por Candida do palato duro e do nariz: um dilema de diagnóstico.
Med Mycol Case Rep 2019;24:1-4.
31. Kohler JR, Hube B, Puccia R, Casadevall A, Perfect JR.
Fungos que infectam os seres humanos.
Microbiol Spectr 2017;5(3):1-29.
32. Kullberg BJ, Arendrup MC.
Candidíase invasiva.
N Engl J Med 2015;373(15):1445-56.
33. Lalla RV, Latortue MC, Hong CH et al.
Uma revisão sistemática das infecções fúngicas orais em doentes submetidos a terapêutica oncológica.
Support Care Cancer 2010;18(8):985-92.
34. Leventakos K, Lewis RE, Kontoyiannis DP.
Infecções fúngicas em doentes com leucemia: como as podemos prevenir e tratar?

Clin Infect Dis 2010;50(3):405-15.
35. Li CX, Gong ZC, Pataer P, Shao B, Fang C.
Uma análise retrospetiva do tratamento da mucormicose invasiva oromaxilofacial e uma revisão sistemática da literatura.
BMC Oral Health 2023;23(1):1-28.
36. Li Z, Denning DW.
O impacto dos corticosteróides no resultado da doença fúngica: Uma revisão sistemática e meta-análise.
Curr Fungal Infect Rep 2023;17(1):54-70.
37. Lin SJ, Schranz J, Teutsch SM.
Taxa de letalidade da aspergilose: revisão sistemática da literatura.
Clin Infect Dis 2001;32(3):358-66.
38. Little JS, Weiss ZF, Hammond SP.
Infecções fúngicas invasivas e terapias direcionadas em doenças malignas hematológicas.
J Fungi 2021;7(12):1-21.
39. Logan A, Wolfe A, Williamson JC.
Resistência antifúngica e o papel dos novos agentes terapêuticos.
Curr Infect Dis Rep 2022;24(9):105-16.
40. Mushi MF, Mtemisika CI, Bader O et al.
Elevado transporte oral de Candida spp. não albicans entre indivíduos infectados pelo VIH.
Int J Infect Dis 2016;49:185-8.
41. Nouraei H, Jahromi MG, Jahromi LR, Zomorodian K, Pakshir K.
Potencial patogénico de espécies de candida isoladas da cavidade oral de pacientes com diabetes mellitus.
Biomed Res Int 2021;2021:1-6.
42. Okoye CA, Nweze E, Ibe C.
Candidíase invasiva em África, qual é o panorama atual?
Pathog Dis 2022;80(1):1-17.
43. Pai V, Sansi R, Kharche R, Bandili SC, Pai B.
Mucormicose rino-órbito-cerebral: revisão pictórica.
Insights Imaging 2021;12(1):1-17.
44. Pappas PG, Lionakis MS, Arendrup MC, Ostrosky-Zeichner L, Kullberg BJ.
Candidíase invasiva.
Nat Rev Dis Primers 2018;4(1):1-20.
45. Paramythiotou E, Frantzeskaki F, Flevari A, Armaganidis A, Dimopoulos G.
Infecções fúngicas invasivas na UTI: como abordar, como tratar.

Molecules 2014;19(1):1085-119.

46. Patil S, Majumdar B, Sarode SC, Sarode GS, Awan KH.

Candidose orofaríngea em doentes infectados pelo VIH - uma atualização.

Front Microbiol 2018;9:1-9.

47. Patil S, Rao RS, Majumdar B, Anil S.

Aspeto clínico da infeção oral por cândida e estratégias terapêuticas.

Front Microbiol 2015;6:1-10.

48. Peral-Cagigal B, Redondo-Gonzalez LM, Verrier-Hernandez A.

Aspergilose invasiva do seio maxilar: relato de um caso tratado com sucesso com voriconazol e desbridamento cirúrgico.

J Clin Exp Dent 2014;6(4):448-51.

49. Prasannasrinivas D, Guledgud MV, Karthikeya P, D'Souza RS.

Uma úlcera que não cicatriza com paralisia facial unilateral.

Br J Med Res 2015 9(5):1-7.

50. Quindos G, Gil-Alonso S, Marcos-Arias C et al.

Ferramentas terapêuticas para a candidíase oral: Medicamentos antifúngicos actuais e novos.

Med Oral Patol Oral Cir Bucal 2019;24(2):172-80.

51. Quindos G.

Novas técnicas microbiológicas para o diagnóstico de micoses invasivas causadas por fungos filamentosos.

Clin Microbiol Infect 2006;12:40-52.

52. Rafat Z, Sasani E, Salimi Y, Hajimohammadi S, Shenagari M, Roostaei D.

A prevalência, os agentes etiológicos, as caraterísticas clínicas, o tratamento e o diagnóstico da candidíase oral associada ao VIH em pediatria em todo o mundo: uma revisão sistemática e uma meta-análise.

Front Pediatr 2021;9:1-12.

53. Rajendra Santosh AB, Muddana K, Bakki SR.

Infecções fúngicas da cavidade oral: diagnóstico, tratamento e associação com a COVID-19.

SN Compr Clin Med 2021;3(6):1373-84.

54. Rallis G, Gkinis G, Dais P, Stathopoulos P.

Perda visual devido a aspergilose invasiva dos seios paranasais num doente diabético.

Ann Maxillofac Surg 2014;4(2):247-50.

55. Ramani P, Krishnan RP, Pandiar D, Benitha JG, Ramalingam K, Gheena S.

Aspergilose invasiva crónica com mucormicose fulminante poupando o palato num doente pós-COVID-19 - relato de um caso.

Ann Maxillofac Surg 2022;12(1):102-5.
56. Rapidis AD.
A mucormicose orbitomaxilar (zigomicose) e a abordagem cirúrgica ao tratamento: perspectivas de um cirurgião maxilofacial.
Clin Microbiol Infect 2009;15:98-102.
57. Reyes AJ, Ramcharan K, Aboh S, Giddings SL.
Criptococose oral primária numa mulher VIH positiva com carga viral suprimida e contagem normal de CD4: um caso raro.
BMJ Case Rep 2021;14(6):1.
58. Robitaille C, Fleury M.
Infecções por Candida: Tratamento com antifúngicos orais.
Med Quebec 2011;46(2):73-5.
59. Rudagi BM, Halli R, Kalburge J, Joshi M, Munde A, Saluja H.
Tratamento da aspergilose maxilar num paciente com diabetes mellitus seguido de reabilitação protética.
J Maxillofac Oral Surg 2010;9(3):297-301.
60. Saccente M, Woods GL.
Atualização clínica e laboratorial da blastomicose.
Clin Microbiol Rev 2010;23(2):367-81.
61. Scheinberg P.
Anemia aplástica: actualizações terapêuticas em imunossupressão e transplantação.
Hematologia Am Soc Hematol Educ Program 2012;2012:292-300.
62. Segal BH, Walsh TJ.
Abordagens actuais ao diagnóstico e tratamento da aspergilose invasiva.
Am J Respir Crit Care Med 2006;173(7):707-17.
63. SeyedAlinaghi S, Karimi A, Barzegary A et al.
Infeção por mucormicose em pacientes com COVID-19: uma revisão sistemática.
Health Sci Rep 2022;5(2):529.
64. Shariati A, Moradabadi A, Chegini Z, Khoshbayan A, Didehdar M.
Uma visão geral do tratamento das infecções fúngicas invasivas mais importantes em doentes com doenças malignas do sangue.
Infect Drug Resist 2020;13:2329-54.
65. Shetty L, Kulkarni D, Gupta AA, Gawande B.
Osteomielite maxilar com candidíase devido a extração em estado de diabetes não controlada - relato de um caso.
Dentistry 2015;5(2);1-4.
66. Shetty S, Shilpa C, Kavya S, Sundararaman A, Hegde K, Madhan S.
Aspergilose invasiva do nariz e dos seios paranasais em convalescentes com COVID-19: o bolor torna-se viral?
Indian J Otolaryngol Head Neck Surg 2022;74(2):3239-44.

67. Sigera LSM, Denning DW.
Aspergilose invasiva após transplante renal.
J Fungi 2023;9(2):1-12.
68. Sitheeque MA, Samaranayake LP.
Candidose/candidíase hiperplásica crónica (leucoplasia por cândida).
Crit Rev Oral Biol Med 2003;14(4):253-67.
69. Struck MF, Gille J.
Infecções fúngicas em queimaduras: uma revisão abrangente.
Ann Burns Fire Disasters 2013;26(3):147-53.
70. Suresh A, Joshi A, Desai AK et al.
Osteomielite fúngica dos maxilares e seios nasais associada à Covid-19: um protocolo de gestão baseado na experiência.
Med Mycol 2022;60(2):1-9.
71. Swain SK, Sahu MC, Baisakh MR.
Mucormicose da cabeça e do pescoço.
Apollo Med 2018;15(1):6-10.
72. Taylor M, Brizuela M, Raja A.
Candidíase do remo.
Treasure Island: StatPearls Publishing, 2023.
73. Thomas-Ruddel DO, Schlattmann P, Pletz M, Kurzai O, Bloos F.
Factores de risco para infeção invasiva por cândida em doentes críticos: Uma revisão sistemática e meta-análise.
Chest 2022;161(2):345-55.
74. Toma A, Fenaux P, Dreyfus F, Cordonnier C.
Infecções nas síndromes mielodisplásicas.
Haematologica 2012;97(10):1459-70.
75. Urs AB, Singh H, Mohanty S, Sharma P.
Osteomielite fúngica dos ossos maxilofaciais: apresentação rara.
J Oral Maxillofac Pathol 2016;20(3):1-6.
76. Valdez JM, Scheinberg P, Young NS, Walsh TJ.
Infecções em doentes com anemia aplástica.
Semin Hematol 2009;46(3):269-76.
77. Van Grootveld R, Masarotto V, Von Dem Borne PA et al.
Efeito da aspergilose invasiva no risco de diferentes causas de morte em doentes idosos com leucemia mieloide aguda ou síndrome mielodisplásica de alto risco.
BMC Infect Dis 2023;23(1):1-9.
78. Zapater E, Bagan JV, Carbonell F, Basterra J.
Linfoma maligno da cabeça e do pescoço.
Oral Dis 2010;16(2):119-128.

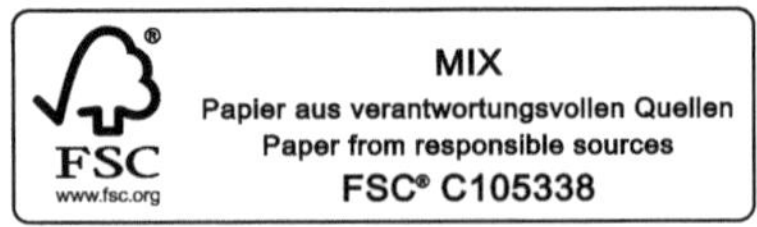

Printed by Books on Demand GmbH, Norderstedt / Germany